"十四五"职业教育国家规划教材

全国中医药行业高等职业教育"十四五"规划教材

全国高等医药职业院校规划教材（第六版）

护理伦理学

（第二版）

（供护理专业用）

主编　孙　萍　张宝石

全国百佳图书出版单位

中国中医药出版社

·北京·

图书在版编目（CIP）数据

护理伦理学 / 孙萍，张宝石主编 . -- 2 版 . -- 北京：
中国中医药出版社，2024.12. --（全国中医药行业高等
职业教育"十四五"规划教材）.
ISBN 978-7-5132-9210-8

Ⅰ . R47

中国国家版本馆 CIP 数据核字第 2024DM7867 号

融合教材服务说明

全国中医药行业职业教育"十四五"规划教材为新形态融合教材，各教材配套数字教材和相关数字化
教学资源（PPT 课件、视频、复习思考题答案等）仅在全国中医药行业教育云平台"医开讲"发布。

资源访问说明

到"医开讲"网站（jh.e-lesson.cn）或扫描教材内任意二维码注册登录后，输入封底"激活码"进行
账号绑定后即可访问相关数字化资源（注意：激活码只可绑定一个账号，为避免不必要的损失，请您
刮开序列号立即进行账号绑定激活）。

联系我们

如您在使用数字资源的过程中遇到问题，请扫描右侧二维码联系我们。

中国中医药出版社出版

北京经济技术开发区科创十三街 31 号院二区 8 号楼

邮政编码　100176

传真　010-64405721

保定市西城胶印有限公司印刷

各地新华书店经销

开本 850×1168　1/16　印张 8　字数 215 千字

2024 年 12 月第 2 版　2024 年 12 月第 1 次印刷

书号　ISBN 978 - 7 - 5132 - 9210 - 8

定价　35.00 元

网址　www.cptcm.com

服 务 热 线　010-64405510

购 书 热 线　010-89535836

维 权 打 假　010-64405753

微信服务号　zgzyycbs

微商城网址　https://kdt.im/LIdUGr

官 方 微 博　http://e.weibo.com/cptcm

天猫旗舰店网址　https://zgzyycbs.tmall.com

如有印装质量问题请与本社出版部联系（010-64405510）

"十四五"职业教育国家规划教材
全国中医药行业高等职业教育"十四五"规划教材
全国高等医药职业院校规划教材（第六版）

《护理伦理学》编委会

主　编

孙　萍（重庆三峡医药高等专科学校）　　张宝石（黔南民族医学高等专科学校）

副主编

李明芳（重庆三峡医药高等专科学校）　　陈新萌（南阳医学高等专科学校）

孟艳君（山西中医药大学）　　　　　　　苗晓琦（甘肃卫生职业学院）

王春美（山东中医药高等专科学校）

编　委（以姓氏笔画为序）

于　雯（济南护理职业学院）　　　　　　孙翠英（濮阳医学高等专科学校）

周　莉（江西中医药高等专科学校）　　　周淑敏（安阳职业技术学院）

唐登明（重庆健康职业学院）　　　　　　梁莉莉（南阳理工学院张仲景国医国药学院）

潘胜茂（广东食品药品职业学院）

编写秘书

袁　芳（重庆三峡医药高等专科学校）

"十四五"职业教育国家规划教材

全国中医药行业高等职业教育"十四五"规划教材

全国高等医药职业院校规划教材（第六版）

《护理伦理学》
融合出版数字化资源编创委员会

主　编

孙　萍（重庆三峡医药高等专科学校）　　　张宝石（黔南民族医学高等专科学校）

副主编

李明芳（重庆三峡医药高等专科学校）　　　陈新萌（南阳医学高等专科学校）

孟艳君（山西中医药大学）　　　　　　　　苗晓琦（甘肃卫生职业学院）

王春美（山东中医药高等专科学校）

编　委（以姓氏笔画为序）

于　雯（济南护理职业学院）　　　　　　　孙翠英（濮阳医学高等专科学校）

周　莉（江西中医药高等专科学校）　　　　周淑敏（安阳职业技术学院）

袁　芳（重庆三峡医药高等专科学校）　　　唐登明（重庆健康职业学院）

梁莉莉（南阳理工学院张仲景国医国药学院）　潘胜茂（广东食品药品职业学院）

前　言

　　"全国中医药行业高等职业教育'十四五'规划教材"是为贯彻党的二十大精神和习近平总书记关于职业教育工作和教材工作的重要指示批示精神，落实《中医药发展战略规划纲要（2016—2030年）》等文件精神，在国家中医药管理局领导和全国中医药职业教育教学指导委员会指导下统一规划建设的，旨在提升中医药职业教育对全民健康和地方经济的贡献度，提高职业技术院校学生的实践操作能力，实现职业教育与产业需求、岗位胜任能力严密对接，突出新时代中医药职业教育的特色。鉴于由中医药行业主管部门主持编写的"全国高等医药职业院校规划教材"（三版以前称"统编教材"）在2006年后已陆续出版第三版、第四版、第五版，故本套"十四五"行业规划教材为第六版。

　　中国中医药出版社是全国中医药行业规划教材唯一出版基地，为国家中医、中西医结合执业（助理）医师资格考试大纲和细则、实践技能指导用书，全国中医药专业技术资格考试大纲和细则唯一授权出版单位，与国家中医药管理局中医师资格认证中心建立了良好的战略伙伴关系。

　　本套教材由50余所开展中医药高等职业教育的院校及相关医院、医药企业等单位，按照教育部公布的《高等职业学校专业教学标准》内容，并结合全国中医药行业高等职业教育"十三五"规划教材建设实际联合组织编写。本套教材供中医学、中药学、针灸推拿、中医骨伤、中医康复技术、中医养生保健、护理、康复治疗技术8个专业使用。

　　本套教材具有以下特点：

　　1.坚持立德树人，融入课程思政内容和党的二十大精神。把立德树人贯穿教材建设全过程、各方面，体现课程思政建设新要求，发挥中医药文化的育人优势，推进课程思政与中医药人文的融合，大力培育和践行社会主义核心价值观，健全德技并修、工学结合的育人机制，努力培养德智体美劳全面发展的社会主义建设者和接班人。

　　2.加强教材编写顶层设计，科学构建教材的主体框架，打造职业行动能力导向明确的金教材。教材编写落实"三个面向"，始终围绕中医药职业教育技术技能型、应用型中医药人才培养目标，以学生为中心，以岗位胜任力、产业需求为导向，内容设计符合职业院校学生认知特点和职业教育教学实际，体现了先进的职业教育理念，贴近学生、贴近岗位、贴近社会，注重科学性、先进性、针对性、适用性、实用性。

　　3.突出理论与实践相结合，强调动手能力、实践能力的培养。鼓励专业课程教材融入中医药特色产业发展的新技术、新工艺、新规范、新标准，满足学生适应项目学习、案例学习、模块化学习等不同学习方式的要求，注重以典型工作任务、案例等为载体组织教学单元，有效地激发学生的学习兴趣和创新潜能。同时，编写队伍积极吸纳了职业教育"双师型"教师。

4. 强调质量意识，打造精品示范教材。将质量意识、精品意识贯穿教材编写全过程。教材围绕"十三五"行业规划教材评价调查报告中指出的问题，以问题为导向，有针对性地对上一版教材内容进行修订完善，力求打造适应中医药职业教育人才培养需求的精品示范教材。

5. 加强教材数字化建设。适应新形态教材建设需求，打造精品融合教材，探索新型数字教材。将新技术融入教材建设，丰富数字化教学资源，满足中医药职业教育教学需求。

6. 与考试接轨。编写内容科学、规范，突出职业教育技术技能人才培养目标，与执业助理医师、药师、护士等执业资格考试大纲一致，与考试接轨，提高学生的执业考试通过率。

本套教材的建设，得到国家中医药管理局领导的指导与大力支持，凝聚了全国中医药行业职业教育工作者的集体智慧，体现了全国中医药行业齐心协力、求真务实的工作作风，代表了全国中医药行业为"十四五"期间中医药事业发展和人才培养所做的共同努力，谨此向有关单位和个人致以衷心的感谢。希望本套教材的出版，能够对全国中医药行业职业教育教学发展和中医药人才培养产生积极的推动作用。需要说明的是，尽管所有组织者与编写者竭尽心智，精益求精，本套教材仍有一定的提升空间，敬请各教学单位、教学人员及广大学生多提宝贵意见和建议，以便修订时进一步提高。

国家中医药管理局教材办公室

全国中医药职业教育教学指导委员会

2024 年 12 月

编写说明

为贯彻落实党的二十大精神，服务医教协同的医学教育改革发展新要求，及时反映护理伦理学学科发展前沿新知识、新理论，根据全国中医药行业高等和中等职业教育规划教材主编会议所传达的新一轮教材编写精神及要求，按照全国中医药行业职业教育教材建设研究会统一部署，我们编写了这本《护理伦理学》教材，供高等职业教育护理及相关专业学生使用。

《护理伦理学》编写坚持伦理学基础理论知识"适用、适度、够用"，坚持"理论与实践结合，教学与临床应用对接"的原则。根据三年制专科层次护理专业人才培养方案和课程教学标准，结合学生认知发展规律，在伦理学学科体系及知识结构基础上，更加重视学生人文素质和职业道德的养成教育，突出教材的应用性、实用性、科学性和普及性，使教材真正成为实现教学与职业实践紧密对接的现代媒介。本教材融入了课程思政与数字化内容。

与其他同类教材相比，本教材具有以下特点：一是强调教学与职业岗位任务的紧密对接，按最新体例（模块）进行编写；二是增加"案例导入""案例分析"，精选与教材内容相关的经典案例，促进理论与临床实践的结合，注重学生临床思维能力和分析判断能力培养；三是各模块和项目均配有知识点、难点及重点，有利于学生在有限的时间内掌握学习内容；四是每模块均列复习思考，同步跟踪强化训练，以便学生扎实、准确地掌握本模块内容；五是将护理伦理学前沿新知识、新理论以"知识链接"的方式展现，拓展学生知识的广度和深度；六是体现医学人文交叉学科优势和医教协同特点，将人文教育与医学生职业素质教育结合，使院校培养的护士具有良好的职业综合素养；七是编写团队中既有本学科教师，也吸收了临床一线医护人员和从事人文素质教育研究领域的教师参编。

全书共分十个模块。模块一由孙萍编写，模块二由张宝石编写，模块三由苗晓琦与周莉共同编写，模块四由李明芳编写，模块五由潘胜茂共同编写，模块六由陈新萌和唐登明共同编写，模块七由王春美与周淑敏共同编写，模块八由孙翠英和于雯共同编写，模块九由孟艳君编写，模块十由梁莉莉与袁芳共同编写。

鉴于编者学术水平有限，难免存在不足之处，期望专家和读者提出宝贵意见，以便再版时修订提高。

《护理伦理学》编委会

2024 年 10 月

目　录

模块一　绪　论

扫一扫，查阅
本模块数字
资源

知识目标

1. 掌握道德与职业道德的概念；伦理与伦理学的概念；护理道德与护理伦理学的概念；护理伦理学的研究对象与内容。

2. 熟悉道德、伦理和伦理学的关系及伦理学的基本问题。

3. 了解护理伦理学与相关学科的关系及学习护理伦理学的意义和方法。

能力目标

学会利用护理伦理学的知识分析和灵活处理护理临床工作中的伦理问题。

素质目标

形成基本的职业道德情感和正确的护理伦理价值理念。

案例导入

一位患者的就诊感悟

患者，男，67 岁。因腹部包块辗转于两家医院就诊，最后无望地来到第三家医院。

患者呼喊："医生我得了癌症，求你救救我！"接诊护士耐心劝导："您先别急，是不是癌症我不能马上回复您，您住院后我们会给您安排一位经验丰富的医生为您诊治。医生也会根据您的症状和病情安排对症检查和治疗，进一步查找病因、明确诊断并尽快减轻您的病痛。"患者："谢谢护士。我在第一家医院就诊时，医生只简单摸了一下腹部就说我这病很重，建议我去其他医院诊治。我们全家只好来到了某医院，住院一周，当我向护士了解病情时，问护士总是回答不知道，问医生总是回复我需要等待检查结果。当我们来到你们这家医院，感受的氛围使得我心里很温暖，不论我是否真的得了癌症，我都信任你们并且愿意配合治疗。"护士感悟到语言既可以治病又可以致病。

问题：请从这位患者对三家医院医护人员的评价中，分析护理伦理学的实践学科性质。

护理伦理学（nursing ethics）是一门实践性很强的学科。作为源于护理实践活动，服务于护理实践活动的一种文化观念、群体意识和护理人员应遵循的道德行为准则，它明确了护理实践活动中护理人员应该做什么和怎样做的问题，也明确了什么是不能做的，更教会从业者合情、合理、合法地使用医疗技术。护理伦理学涵盖了护理人员与护理实践活动、服务对象、同行、社会之间的关系。随着医学科学的发展和医学模式变化，引发了护理理念的重大变化，护理伦理学的研究内容越来越丰富，整个社会对护理人员的职业观念意识、职业态度与技能、职业纪

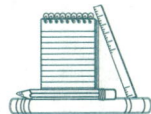

律与作风的要求越来越高。学习护理伦理可以更好地引导护理人员担负起护理行业的义务，正确行使护理人员的权利与义务，从而获得社会大众对护理人员的信赖和尊重。

项目一　伦理学概述

道德对社会、人类的生产、生活和劳动实践意义重大。在古人提出道德概念几千年后的今天，护理专业的发展和提升同样离不开对护理人员心灵秩序——伦理与道德的探讨，以帮助其在护理活动过程中进行适当的伦理决策和护理行为抉择，从而促进临床护理质量的提高和护理学科的发展。

一、道德与职业道德

（一）道德

1. 含义　如果把道德作为一种事物或现象，学术界关于道德概念较为集中的表述是：指在一定社会经济条件下，用善恶作为评价标准，依靠社会舆论、内心信念和生活习俗调节人与人之间、人与社会之间关系的行为准则和规范的总和。我们可以从以下五个方面理解这一概念。

（1）道德的起源　马克思主义道德起源论认为：道德的起源是一个过程。它与人类及人类的两种生产活动（即社会物质资料和人类自身的生产），以及人类维护社会秩序的需要联系在一起；道德就是人们对自身行为在社会关系中的"应当"和"不应当"的一种自觉意识。马克思主义从这一基本思想出发，认为任何道德原则和规范，都是以社会经济关系中所表现的利益关系为内容的。社会经济关系的性质，决定了道德的性质。以劳动为核心的人类活动为道德起源创造了历史前提，即劳动创造了道德的主体即人本身；以生产关系为核心的人类社会关系的产生和发展，为道德的产生和发展提供了一定的基础，有了社会关系就能客观地提出如何处理人际关系的要求，生产关系和其他社会关系的变化和丰富决定了道德观念和道德规范的变迁；社会意识和人的自我意识的形成是道德起源的关键环节，它实现了道德意识和规范由不自觉到自觉的转变。

（2）道德的本质　是指道德区别于其他社会现象的一般性质。道德的本质分为一般本质和特殊本质。道德的一般本质，即道德属于上层建筑，是由经济基础所决定的。道德的一般本质表明，有什么样的社会经济结构就会有什么样的道德体系及性质，有什么样的社会经济利益关系就需要有与之相适应的道德原则和规范。道德的特殊本质，即道德的特殊调节规范形式和实践精神。

（3）道德的评价标准　道德是以善恶标准作为评价标准的。一般而言，"善"是指利于他人和社会、使社会幸福的行为，也称为道德行为；"恶"则是危害他人和破坏社会幸福的行为，亦称不道德行为。

（4）道德的评价方式　包括社会舆论、内心信念和传统习俗三个方面。

（5）道德的功能　是指道德现象在社会生活领域中的特定作用。包括道德调节功能、道德教育功能和道德认识功能。基于道德功能发生的方式是舆论约束，是道德自律。自律性是道德最显著的特征，自律性与他律性的统一是道德的重要特征。因此，道德作为人类的行为规范，既不同于行政法规，也不同于一般法律条文。

在我们讨论道德的定义问题时，还有两个概念需要我们去认识，即道德类型和道德现象问题。关于道德的类型，按照应用领域划分，可分为社会道德、宗教道德、自然道德、个人道德；

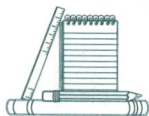

按照社会生活的结构划分，可分为恋爱、婚姻、家庭道德，社会公德，职业道德。道德现象是人类社会生活特有的一种现象，是指人们之间道德关系和个人道德行为的表现形态。道德现象包括道德意识现象、道德规范现象和道德活动现象。

2. 特征 道德具有阶级性、稳定性、规范性、多层次性及广泛的社会性等特征。

（1）阶级性 由于道德由一定的社会经济基础所决定，而且为一定的社会经济基础服务，因此道德在社会中具有明显的阶级性特征。

（2）稳定性 道德虽然也随着社会经济关系的变化而变化，但与其他的上层建筑如政治、法律、哲学、艺术等相比，由于旧的道德观已经渗透到文化传统、社会习俗等各个方面并内化为人们的内心信念，所以道德的变化速度缓慢，使道德具有更大的稳定性特征。

（3）规范性 作为反映社会意识存在的特定形式，道德能以善恶、是非、荣辱等标准评价和指引社会公众各方各面的行动，从而对公众行为具有一定的规范和约束作用，由此使道德具有了规范性特点。

（4）多层次性 不同历史发展阶段道德体系的构建，除了形成一个最基本的道德原则，还必须在这一原则的支配和指导下形成不同层次的、众多的具体道德规范，以调节公众在各个领域的行为和意识，这就形成道德独特的多层次性特征。

（5）广泛的社会性 由于道德遍及社会的各个领域并渗透于各种社会关系当中，只要有人与人的关系存在，道德就将一直存在着并调节人们之间的相互关系。道德在不同国家、不同时代、不同阶级的道德体系中都具有某些共同的因素。因此，道德显现出与人类社会共存亡的更广泛的社会性特征。

知识链接

"道德首要的是向理性咨询的问题。道德上正当的事，在任何条件下，都是最有充分的理由去做的事。"

——詹姆斯·雷切尔斯

（二）职业道德

1. 含义 职业道德也被称为行业道德，是指占社会主导地位的道德或阶级道德在职业生活中的具体体现，是人们从事特定职业活动的过程中应该遵循的行为准则和规范。它涵盖了从业人员与服务对象、职业与职工、职业与职业之间的关系。随着社会的不断进步和发展，在市场竞争日趋激烈的今天，职业道德在整个社会道德体系中占有越来越重要的地位。

2. 特征

（1）范围上的专属性和局限性 职业道德是在特定的职业生活中形成并发展起来的，每种职业道德只为特定职业技能所要求，只对从事该职业的从业人员起着调节和约束作用，也只在一定范围内发挥作用，由此可见其适用范围是特殊和有限的。

（2）内容上的稳定性 职业道德在漫长的职业发展过程和职业实践中形成了较为稳定的职业心理、职业惯例，并发展成为相对应的职业道德品质。在不同的社会形态中，长期以来形成的职业道德都包含着较为稳定的因素，即代代相传的一般道德在人们职业生涯中的体现。同时，职业道德也是社会道德的重要组成部分，这就使得职业道德具备了在内容上相对稳定的特点。

（3）形式上的多样性 职业道德为适应各种职业的不同要求，或以抽象的规定、规范，或

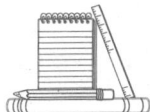

以具体的条令、条例、制度、规章、守则、公约、须知、誓词等方式表现出来，其目的都是使不同职业的从业人员能更好地、更灵活地接受并执行，职业道德形式的多样性特点也由此体现。

另外，职业道德还具有鲜明的行业特点并为其行业服务。在适用范围上还具有一定的特定性，功效上具有实用性的特点。

3. 基本内容 包括职业理想、职业态度、职业责任、职业技能、职业纪律、职业良心、职业荣誉及职业作风等。不同职业的道德都具有专业特点，但其基本要求都是忠于职守、热爱本职。

4. 职业道德的作用 职业道德规定并约束本行业的从业者应该遵循的职业准则。职业道德的建设既是社会主义道德建设的突破口，也是实现社会主义现代化的有力保证，又是改善职业中各种社会关系、树立职业信念形成良好职业社会风气的推动力。

（三）道德与职业道德的关系

1. 道德与职业道德的联系 职业道德是道德的组成部分。道德与职业道德两者是整体和部分、一般和特殊的关系。因此它们具备一些共同的特点，比如道德和职业道德都是人们在社会生活生产实践中所必须遵循的规范和规则。良好社会道德的树立有助于建立较为完善的职业道德规范，同时完善的职业道德构建也能对社会道德起到积极的促进作用。

2. 道德与职业道德的区别 职业道德具有专业性，社会道德具有普及性；职业道德具有的义务强加和豁免方面的内容却是社会道德所不具备的；职业道德一般依据职业规范贯彻落实，社会道德往往依据社会强制力施行；违反职业道德的成员会受到职业规范的惩戒，其至会被剥夺职业资格，而社会道德没有完整的系统，它常常通过新闻媒体、群众舆论等社会强制力表现出来；从功用上看，职业道德旨在维护特定职业群体的社会信用，适用于在特定职业共同体中的所有成员，而社会道德则主要在于维护社会主流意识形态的支配和统治地位，只是适用于社会的主流群体。

二、伦理与伦理学

（一）伦理

1. 含义 在我国历史上，"伦""理"开始是作为两个概念使用的。"伦"意指"辈""类""比"，后转意为"区别""秩序"，现指人与人之间的关系。"理"原指"治玉"，意为对玉石的整治，要顺其纹路，后引申为条理、道理或规则。伦理的含义是指人与人之间相互关系的道理和原则。在西方文化中，ethics（伦理）也是风俗习惯的意思。

2. 伦理与道德的关系 "伦理"和"道德"两个概念，从词源来看，可视为同义词，都是指社会道德现象。但实际上，两者是有区别的。伦理现已不再是道德的代名词，伦理是道德现象的系统理论，已发展为一门科学，从总体上研究各种道德现象，并从哲学的高度去揭示道德的本质、职能及其发展规律。有学者认为伦理就是将社会的价值与原则进行系统的、哲学性的研究。道德更多是指人们之间的实际道德现象，是经由文化传承而建立和确认的是非规则，也是个人依据社会所能接受的标准而实施的行为，一般是由前人的经验积累而成，由家庭、学校或宗教等方面的教导或学习而得来的。

（二）伦理学

1. 含义 "伦理学"这个词源于希腊文 ethikos，与 ethos（品格）有关。拉丁文在习惯上也称它为"道德哲学"。在伦理学、道德学说研究的历史长河中，人类对于"伦理学"的界定虽然表述不同，但实质差异并不大。结合社会道德实际，综合各家学说，可以认为伦理学是研究道德现象的起源、本质及其发展变化，揭示人类社会道德规律的学科，是一门关于人的品质、修养

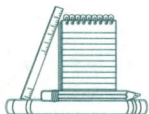

和行为规范的科学。简而言之，伦理学是以道德作为研究内容，是对人类道德生活进行系统思考和研究的一门学科。伦理学在人类文明史中是发展较早的学科之一。

2. 基本问题　道德和利益的关系问题就是伦理学的基本问题（道德意识和物质利益谁决定谁的问题；个人利益与社会利益如何调节的问题）。

3. 分类

（1）描述伦理学　是伦理学的一个分支，是利用描述和归纳的方法，进行经验研究或事实研究社会道德的理论或研究方法。

（2）分析伦理学　是把现有的社会状况和行为规范放在一边，只从语言学和逻辑学的角度去判断道德的理论，其承认道德判断和具体道德命令可以具有的真理性。

（3）规范伦理学　是一种应用伦理学。它将人们的道德理想和价值观用道德原则和规范体现出来，并加以实践，促进了自身的完善，推动了社会的进步。

知识链接

苏格拉底把"道德哲学"或者"伦理学"定义为探讨"我们应当如何生活"的问题。道德哲学正是对现实生活的思考，它的理论成果指导着我们的生活，让我们生活得更明智、更幸福。

项目二　护理伦理学概述

一、护理伦理学与护理道德

（一）护理伦理学

1. 含义　护理伦理学是研究护理职业道德的学科，是运用一般伦理学原理和道德原则来解决和调整护理实践中人与人之间相互关系的一门学科，是由护理学与伦理学相结合而形成的一门交叉的边缘学科。

2. 用途　护理伦理学是医学伦理的一个组成部分，并且与其他医学科学有着紧密的联系。

（1）护理伦理学被认为是护理职业的伦理规范（职业道德规范）。

（2）护理伦理学为护理实践中的伦理学范畴。

（3）护理伦理学是在现实中实际指导护士实践行为的原则和价值。

（二）护理道德

1. 含义　护理道德是指护士在执业过程中应遵循的，用以调节护士与患者之间、护士与其他医务人员之间及护士与社会之间关系的行为准则和规范，以及与之相适应的道德观念、情感和品质的总和。

2. 特点　护理道德作为职业道德的一部分，除具有一般职业道德的规范性、稳定性、多样性等特点外，由于职业的特征，护理道德同时还具备一些本身的特点。

（1）人类性与人道性　其范围为全人类，无国界、人种、阶级的差别；要求尊重人的生命、维护人的尊严和权利。

（2）继承性与时代性　护理道德的内容可以继承和发展，才能让优秀护理道德得以弘扬；

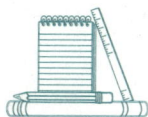

不断地修正自己，完善自己，适应时代要求。

（3）规范性和可控性　严格细致的规章制度、职责要求、操作规程等渗透到护理工作的各个环节以约束护理人员的行为。

3. 本质　护理道德是一种特殊的社会意识形态，是一种特殊的职业道德。其本质是受一定社会经济关系、社会道德和护理科学发展制约的，并反映护理领域中各种道德关系的特殊意识形态和特殊职业道德。

4. 作用

（1）促进护理质量的提高。

（2）提升护理专业的社会地位。

（3）协助建立并维护护理关系中各方面的利益。

（4）提供护理人员行为指南。

（三）护理伦理学与护理道德的关系

护理伦理学与护理道德既有区别又相联系。护理伦理学是研究护理道德的学科，它用伦理学的原则理论和规范等来指导护理实践，协调护理领域中的人际关系，对护理实践中的伦理问题进行分析讨论并提出解决方案。护理道德是护理伦理学的基础，护理伦理学是护理道德的系统化与理论化，并且它又反过来促进良好的护理道德的形成与发展。护理伦理学已成为当代实践伦理学中发展较快、影响较大、人们较为关注的一门学科。

二、护理伦理学的研究对象和内容

（一）研究对象

任何一门独立的学科，都有其自身特定的研究对象和研究领域，否则就不能称其为独立的学科。特定的研究对象是由特定的矛盾所决定的，护理伦理学的研究对象主要是护理领域中的道德现象，它是由医学领域和护理实践中的特殊人际关系所决定的。这种特殊的人际关系概括起来有以下几个方面。

1. 护理人员与患者之间的关系　在护理工作中，护理人员与患者之间的关系是最基本、最首要的关系。只要存在护理活动，就必然发生护患关系。从总体上说，这种关系是服务与被服务的关系，这种关系的和谐与否，直接制约着临床护理实践活动的进行。护患关系的好坏将直接关系到患者的生命安危和护理质量的高低，影响到医院或社区的护理秩序、医疗质量和社会的精神文明建设。现代护理伦理学不仅强调重视护理人员的道德素质，还规定患者的就医要求，认为护患关系是一种相互促进、相互制约的双向人际关系。协调维持正常的护患关系是双方的责任，因此，护理人员与患者的关系是护理伦理学的核心问题和主要研究对象。

2. 护理人员与其他医务人员之间的关系　包括护理人员与医生、医技人员、行政管理人员及与后勤人员之间的多种关系。在护理实践活动中，护理人员与上述人员间有着广泛的关系，是构成医院人群的一个有机整体。人员之间彼此相互尊重、支持与密切协作，既是关心患者利益的体现，也是护理工作正常开展、提高医院诊疗护理质量的重要保障。在护理道德基本原则的指导下，处理好护理人员与其他医务人员之间的关系是至关重要的，尤其是医护关系，它直接影响着医生、护士、患者三者间正常关系的确立。

3. 护理人员与社会的关系　护理人员是社会的一员，医疗卫生单位是社会的组成部分。一切医疗护理活动都是在一定社会关系中进行的。因此，护理人员在为患者康复、为社会保健服务的过程中，不仅要照顾患者的局部利益，更要照顾到整个社会的公共利益。当患者的局部利益

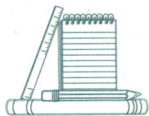

与社会的公共利益发生矛盾时，则要从国家、社会的实际出发进行抉择，不能顺应某个人的旧观念，而损害社会公共利益。

4. 护理人员与医学科研的关系　随着护理学的发展和医药高新技术在临床的广泛应用，现代护理实践中出现了许多伦理难题，如生殖技术、安乐死等，都需要我们去研究探讨。因此，严谨的治学态度、实事求是的工作作风、对人民健康负责的精神，是护理人员在医学护理科研工作中遵循的基本道德准则。

（二）研究内容

护理伦理学的研究内容主要包括护理道德的基本理论，护理道德的基本原则、规范和范畴，护理道德的基本实践。以上三个部分存在着逻辑的一贯性，构成了护理伦理学的主要内容。

1. 护理道德的基本理论

（1）护理道德的产生、发展及其规律。

（2）护理道德的本质、特点及其社会作用。

（3）护理道德的理论基础。

2. 护理道德的基本原则、规范和范畴

（1）社会主义护理道德的基本原则及临床诊疗活动中的护理道德原则。

（2）护理人员与医、患、护等之间的基本道德规范。

（3）护理人员在不同领域（临床医疗、护理、预防保健等）、不同方式（基础护理、责任制护理、心理护理、整体护理、特殊护理等）和不同学科（内科、外科等）的具体道德规范。

（4）临终护理和尸体料理中的特殊道德规范。

（5）护理道德的基本范畴。

3. 护理道德的基本实践

（1）护理道德评价。

（2）护理道德教育。

（3）护理道德修养。

护理伦理学是一门发展中的学科，随着人类实践和认识的提高，护理伦理学的内容必将不断丰富和完善。

三、护理伦理学与相关学科的关系

（一）护理伦理学与护理学的关系

护理伦理学与护理学有着密切的联系。护理伦理学围绕护理学进行研究，它主要研究护理领域中如何处理好各种护理关系，并且二者都是以维护和增进人类健康为目的的学科。但是两者又各有其特定的研究对象和内容，虽然彼此相互影响、相互渗透、相互补充，可是不能相互取代。护理伦理学以护理道德为研究对象，而护理学以人的健康为研究对象。医学的发展，护理事业的振兴，有赖于护理伦理学的支持和保证；护理学的发展，也为护理道德奠定了新的物质基础和科学技术基础，同时对护理道德提出了更高的要求，即不断充实了护理伦理学的理论。两者循环互补，相得益彰。

（二）护理伦理学与护理心理学的关系

护理心理学主要是研究人的心理因素在人类健康与疾病转化过程中的作用和规律，进而有效地实施心理护理，帮助患者尽快康复，促进人类的健康。护理心理学与护理伦理学两者研究的侧重点不同。护理心理学侧重研究护理活动中各种环境因素对人们身心健康的影响，后者侧

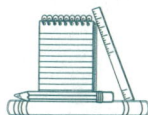

重研究护理道德规范。但是两者的关系是密切不可分离的。一方面，护理心理学离不开护理伦理学；另一方面，护理心理学的发展不断为护理伦理学研究提供重要的心理依据，支持并补充着护理伦理学研究的深入。

（三）护理伦理学与医学社会学的关系

护理伦理学与医学社会学都是以医学人际关系中的某些问题为研究对象。两者的共同使命都是通过对医学人际关系的研究，建立医学领域的正常秩序及其与社会之间的和谐。然而，两者又是分别以不同的理论、方法，从不同的角度去研究医学人际关系，并以各自独特的研究方法和成果来实现上述使命的。随着现代医学的发展，医学社会学研究中出现的妇幼保健、老年保健、预防医学等社会问题，也涉及护理伦理道德问题；而在伦理学的研究中也出现了诸多具有深刻社会性的问题，如严重缺陷新生儿的处置、紧缺卫生资源的分配、安乐死、器官移植等。以上问题都需要护理伦理学和医学社会学及其他学科的协同研究，因此二者互相支持、互相补充。

（四）护理伦理学与卫生法学的关系

护理伦理学和卫生法学都是调节人们行为的准则和规范，其目的都是维护社会正常秩序，保证医疗护理实践得以顺利进行。两者在内容上互相吸收，功能上互相补充。护理道德与法律互相渗透、互相包含。凡是法律要惩罚的，都是护理道德所谴责的；凡是不符合护理道德规范的行为，也都是卫生法学所反对的。但是两者有一定的区别：卫生法学的研究方法，是运用法学理论和原则，研究解决医学及其护理实践中涉及的一些法律问题，使医疗事故和医疗纠纷等医学和护理的问题，在法律的仲裁下得以解决，具有强制性；而护理伦理学研究护理道德，主要依靠护理人员自律与自觉遵守，虽然护理伦理学的许多内容属于卫生法学的范畴，但其覆盖的面更为广泛。医疗护理实践中常常出现的一些问题，虽然未触及法律，但是却受到护理道德的谴责。

（五）护理伦理学与护理美学的关系

护理美学是护理实践中体现出的一种特有的"审美观"，既有身体方面的因素，也有心理方面的因素。护理美学的研究对象是护理职业中的"美与丑"，而护理伦理学研究的对象是护理人员行为的"善与恶"。前者以美丑为评价标准，要求从美学的角度去满足患者的审美要求，后者以善恶的道德观为评价标准，并依靠社会舆论、内心信念、传统习惯来维系和提高护理质量。两者互相影响，互相支持。医学讲"真"，伦理学讲"善"，美学讲"美"，而医学实践中的人际关系，则是"真、善、美"的高度统一。护理道德认为是善的，护理美学通常也评价为美的；护理道德认为是恶的，护理美学一般也评价为丑的。

项目三   学习护理伦理学的意义和方法

一、学习意义

（一）有利于弘扬护理事业的优良道德传统

学习护理伦理学，可以使我们了解护理道德的历史发展轨迹，熟悉历史上国内外护理道德的概念。护理人员应树立献身护理事业、全心全意为患者服务的思想，坚定投身护理事业、全心全意为人民健康服务的信念。

（二）有利于提高护理人员的道德素质

护理职业是崇高的道德职业，护理人员要胜任护理工作必须具备三个条件：高尚的护理道

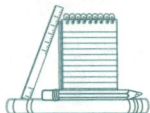

德、精湛的护理技术、必备的医疗护理设备。而能否充分发挥医疗技术和先进设备的作用，则取决于护理人员道德水平的高低。就护理人员的素质而言，道德素质是护理人员整体素质中重要的组成部分。只有道德高尚的人，才能正确地、自觉地处理好护患关系、护际关系、护群关系，才能刻苦钻研专业知识提高技能，才能抵御不正之风的侵袭，才能认真履行为患者解除痛苦的义务。准备以护理为职业的同学们，在学好护理专业知识的同时，必须认真学习护理伦理学，使自己的知识结构更加合理。古今中外，凡是护理学上作出重大贡献，深受人民爱戴的专家、学者，都是德行高尚的人。

（三）有利于提高医疗护理质量

护理工作是医疗工作中不可缺少的重要组成部分，护理人员在医院各类人员中比例最大。护理质量如何，直接关系到整个医疗质量的好坏。培养护理人员高尚的护德就会促使其以高度的社会责任感，以优质的服务去对待各项护理工作，促进患者的康复，增进患者的健康，力争取得最佳治疗效果。护理实践证明，护理人员的服务态度和语言对疾病的发展和转归有很大的影响，既可以治病，又可以致病。良好的护理、美好的语言、和蔼可亲的态度可稳定患者的情绪，坚定患者治疗信心并使其自觉与医务人员配合，有利于提高医疗护理质量。同时，护理人员具有良好的道德素质就会自觉地维护医院各项管理制度，使医院的各项护理工作井然有序，促进医院各系统的功能得以充分发挥，以提高医疗卫生工作的社会效益。

（四）有利于促进社会精神文明建设

道德建设是社会主义精神文明建设的重要内容，而护理道德作为一种职业道德是构成整个社会道德体系的一个重要方面。做好护理道德教育，把护德护风建设好，就为社会主义精神文明作出了贡献。从另一个角度讲，医疗护理工作是一个特殊的职业，关系到每个人的生老病死和家庭的悲欢离合，与人民群众有着密切的关系，具有广泛的社会性。因此，护理人员以精湛的技术和高尚的护理道德，一丝不苟地为患者治疗护理，不仅能使患者获得安全感、安慰感，从而使患者早日康复，而且患者及其家属还可以从高尚的护理道德、优质的服务中得到启迪，受到感染，产生感情上的共鸣，并通过他们把这种感情传递到家庭、单位和社会，促进全社会的精神文明建设和安定团结。

（五）有利于推动医学护理科学的发展

护理伦理学的道德观念与医学护理科学的发展总是相互影响、相互制约、相互促进的。护理道德观念的转变受医学护理学科发展水平的制约，医学护理科学的发展又受旧的护理观念的束缚。新的护理观念的提出和建立，必然推动医学护理学科理论和医疗护理实践的发展，而医学护理科学的发展和新的医疗技术的应用，又对传统的医德、护理观念提出了挑战。而且在医学护理科学研究中，也经常遇到一些和传统伦理相矛盾的问题，例如人工流产、器官移植、严重缺陷新生儿的处置及"克隆人"等。正确解决这些问题，将有利于加快医学科学发展进程。

当今医学科学的飞速发展，影响和改变着人们的护理伦理道德观念，提出了许多伦理新课题，如人工授精、试管婴儿技术的成功带来的家庭伦理问题，优生学、遗传学的发展提出的缺陷儿的标准等。护理伦理学只有不断汲取医学发展的新成果，建立和形成正确的伦理观念，才能具有活力，并对医学产生有益的影响，进而推动医学的高速发展。

二、学习方法

科学的学习方法是科学研究的重要手段，学习护理伦理学必须坚持以辩证唯物主义和历史唯物主义的观点为指导，具体方法如下。

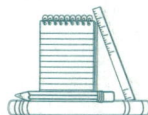

（一）坚持辩证唯物史观的方法

护理伦理学以护理道德为研究对象和研究内容，护理道德作为职业道德的一部分，在内容上更具有时代性和历史性。护理道德作为上层建筑，受到经济关系和政治制度的制约。同时，护理道德又是护理学科的直接产物，必然与当时的护理学科水平相适应。现有的任何一个护理伦理观念，都是以往的道德思想发展的延续。所以，必须把道德问题放在相应的历史条件下加以客观考察，根据当时的经济、政治、风俗习惯和医学护理学科发展水平等历史现状，具体地分析和研究各种不同的伦理观念和行为规范，以区别良莠。既不能否定一切，也不能肯定一切，应采取"扬弃"的态度。

（二）坚持理论联系实际的方法

理论联系实际是马克思主义活的灵魂，也是学习和研究护理伦理学的根本原则和方法。一方面，我们要认真学习和研究护理伦理学的基本理论及相关学科的知识，同时要注意了解护理学的发展动态；另一方面，要把所学的护理道德理论、规范运用到护理实践中去，以指导自己的行动，学以致用。同时要紧密联系我国卫生界的护理道德状况，注意调查研究护理实践中产生的新道德问题，不断更新道德观念，以适应医学模式转变的要求，推动护理学科的发展。

（三）坚持案例分析讨论的方法

案例分析讨论的方法是就具体的护理道德案例进行医学的、护理的、伦理的、法律的、经济的、文化的分析讨论，并进而做出综合的评判。还可以结合网络工具将每个案例进行直播，以增强案例教学讨论分析的直观性。由于它具体、形象、可操作性强，不失为学习研究护理伦理学的一个有效方法。

小结

道德是以善与恶为评价标准，依据社会舆论、内心信念和传统习俗来调整人与人、人与自然之间关系的行为规范总和。护理伦理学以护理道德为研究对象，是在生命论、人道论、美德论、义务论、公益论等基础理论的指导下发展起来的。社会的进步、医学模式的转变、市场经济的发展要求我们提高护理道德。

实践活动

【辩论赛】

活动方式：组织一次关于"护理实践中，道德与技术哪个更重要"的辩论赛。

活动目标：加深对护理道德意义的理解。

活动步骤：①将学生分成两组，正方论点为"护理实践中道德更重要"，反方论点为"护理实践中技术更重要"。②通过广泛阅读教材及参考资料，正、反双方搜集支撑材料。③分组讨论，推选参辩选手。④由正、反方辩手进行辩论。⑤同学代表及教师进行点评。

扫一扫，查阅
复习思考题
答案

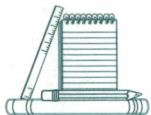

复习思考

1. 如何理解道德与伦理的关系？

2. 伦理学的基本问题是什么？

3. 护理道德的特点是什么？

4. 护理伦理学的研究对象是什么？

模块二　护理伦理学的发展历史

知识目标

1. 掌握我国护理伦理学及国外护理伦理学的优良传统和基本特征。

2. 熟悉我国护理伦理学及国外护理伦理学的形成和发展。

3. 了解当代护理伦理学的现状及我国医学伦理委员会的组织和运行。

能力目标

能够运用护理伦理学发展历史中的优良传统和医德理念，提高自身的护理专业素质，合理解决护理实践活动中遇到的伦理难题，更好地履职尽责。

素质目标

根据护理伦理学发展历史的相关知识并结合护理实践进行自我伦理教育和职业道德修养完善，树立正确的价值观，完成社会赋予护理职业的神圣使命。

案例导入

癌症患者的诉求

一位晚期癌症患者，并不知道自己罹患癌症且面临死亡，家属担心患者承受不住打击，决定不让患者知道实情。但是患者非常焦虑，希望知道自己的病情，以便处理自己的一些事情，并且表示无论自己的病情如何，都已经有了心理准备。

问题：

1. 请分析此时护士应如何做。

2. 结合本案例分析如何明确患者的价值观。

项目一　我国护理伦理学的发展历史

我国护理道德的发展与中国历史的发展是一致的，它产生于远古时代，历经各个朝代的实践和不断完善，形成了自己独特的护理道德传统。中华人民共和国成立以后，随着医学的不断进步，护理道德也发生了深刻的变化并有了新的发展。

一、我国古代和近代护理伦理学的发展历史概况

（一）我国护理伦理学的萌芽和初步形成

我国传统的医护道德自殷商至战国时期就已初步形成。人们从风餐露宿、茹毛饮血到简单

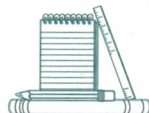

的治疗伤痛的办法（烤火抗风湿等），逐渐萌发了"勇于探索、乐于奉献、敢于牺牲"的观念。古代医护道德思想体现在伏羲画八卦、制九针，神农尝百草，黄帝教民治百病的传说中。战国时期我国第一部医学典籍《黄帝内经》，认为人的生命是天地万物中最宝贵的，告诫"天覆地载，万物悉备，莫贵于人"。《黄帝内经》的撰写标志着我国古代医护伦理思想的初步形成，因为从那时，医者就已经把尊重人的生命价值作为医学的基本原则。《素问·金匮真言论》对于学徒的挑选和医学内容的传授提出了更为严格的要求，"非其人勿教，非其真勿授"就体现了对医护道德的重视。

（二）我国护理伦理学的发展和完善

进入封建社会后，医学得到较大的发展，名医辈出。东汉名医张仲景广泛收集医方，写出了传世巨著《伤寒杂病论》，开创了我国医学辨证论治体系。他指出，医药方术"上以疗君亲之疾，下以救贫贱之厄，中以保身长全"，认为作为一名医者要"精究方术"，反对"曾不留神医药"而"竞逐荣势"的人。名医张仲景的医德思想成为历代医家进行医德修养的标准。唐代是我国历史上最繁荣的时期之一，国家强盛，经济发达，不仅科学文化发达，医护道德理论也有了进一步的发展。被历代名医推崇的"药王"孙思邈，所著《备急千金要方》中的《大医精诚》《大医习业》篇，强调医生既要医术精又要品德好。在品德修养上，要安神定志，无欲无求，对患者富有同情心，一视同仁，他是我国医德史上的典范。

宋至清时期，随着生产力的发展和医学的进步，医护伦理也得到了进一步的丰富和发展。如宋代名医张杲所著的《医说》，明代陈实功所著的《外科正宗》、李梴所著的《习医规格》，清代喻昌所著的《医门法律》等都对我国医护道德的发展作出了重要贡献。

鸦片战争以后西方医学进入，我国近代护理事业以古代经验为基础，吸取西方医学的相关理念，并进一步发展。1907年，这个时期的医护道德以爱国主义、民族主义和医学人道主义为主要特征。主要代表人物有孙中山、鲁迅、秋瑾、宋国宾等。宋国宾主编的《医业伦理学》，是我国历史上第一部较系统的医学伦理学专著，为我国医护伦理的发展作出了积极的贡献。

二、我国古代和近代护理伦理学的优良传统和基本特征

（一）我国护理伦理学的优良传统

1. 仁爱救人，赤诚济世   中国医学传统上普遍认为"医乃仁术"，把医术称为"仁术"，意思是指医术是一门"救人生命""活人性命"的科学技术。因此医护人员首先必须对人、对生命具有高度的仁爱精神。注重人的生命和健康，尊重患者的人格，救人济世。

2. 精勤不倦，博极医源   学医的人一定要广泛深入地探究医学原理，专心勤奋不懈怠，不能道听途说，一知半解。要想成为医理高明、技艺精良的名医，必须勤奋学习，刻苦磨炼，才能博学多才。每位医护人员都应秉承"大医精诚之心"，全心全意地为患者服务。医者要实现"仁爱救人"的济世愿望，就必须有精湛的医术。

3. 不分贵贱，一视同仁   医家对患者要不分贵贱、一视同仁、一心施救。孙思邈在《备急千金要方·大医精诚》中告诫其他医者："若有疾厄来求救者，不得问其贵贱贫富，长幼妍蚩，怨亲善友，华夷愚智，普同一等，皆如至亲之想。"

4. 同行互尊，谦虚谨慎   这一规范是对医务人员之间相互关系的道德要求。陈实功在其所著的《外科正宗》中，对如何处理同行之间的关系作了精辟的论述，"乡井同道之士，不可生轻侮傲慢之心，切要谦和谨慎，年尊者恭敬之，有学者师事之，骄傲者逊让之，不及者荐拔之"。该著作语重心长，启迪后世，堪为医务工作者的座右铭。

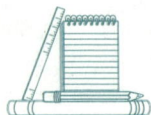

5. 清廉正直，淡泊名利 三国名医董奉，长期为民治病，不取报酬，并尽力赈济贫困者，留下"杏林春暖"的佳话。唐代孙思邈名扬天下，多次拒绝朝廷封官授爵，提出医生看病要安神定志、无欲无求，他认为一个负有救人责任的医生，在行医中必须具有清廉的道德，廉洁奉公，杜绝名利，不图钱财。

6. 不断总结，勇于创新 我国医学在实践的基础上，经过历代医家的经验总结、开拓创新，形成了内容相对全面、体系相对完整的理论体系，为后人建立了精神博大、内涵丰厚的中医殿堂。

（二）我国古代和近代护理伦理学的特征

我国古代和近代护理伦理学都具有较强的人民性，强调医德与医术的密切关系，强调医德在实践中的贯彻执行，深受儒家、佛教、道教的影响，部分内容带有封建色彩，缺乏理论化、系统化和规范化。但是，中国古代伦理思想中诸如"以德治国""人道主义"等观点，在今天仍有借鉴之处。

知识链接

三国时期，江西有一名医董奉，他隐居茅山，专为贫民治病，不取报酬，患者痊愈后，凡来感谢者，他让其在他家周围种杏树，病轻的种一棵，病重的种五棵。多年后，董家周围的杏树蔚然成林，杏成熟后，董奉把杏换成粮食，接济贫民，后人称为"杏林春暖"，以此来表达对医生的敬意。

三、社会主义护理伦理学的形成和发展

社会主义护理伦理学是对历史上传统医护道德的扬弃，在新民主主义时期初步形成，这个时期的医护道德与政治密切结合，体现了社会主义的护理原则和对医护道德的指导。抗战期间，许多医护人员奔赴延安，在解放区设立了医院，护士工作受到党中央的重视和关怀。1931年江西开办了"中央红色护士学校"，将进步青年培养成为革命的护理人员。1941年中华护士学会延安分会成立，毛泽东同志亲笔为大会题词"护士工作有很大的政治重要性"。1941年7月，毛泽东同志为延安中国医科大学毕业生题词"救死扶伤，实行革命的人道主义"。1942年5月，毛泽东同志再次为护士题词"尊重护士，爱护护士"。毛泽东同志还在《纪念白求恩》一文中对白求恩毫不利己、专门利人的精神，在他身上体现的国际主义和共产主义精神给予了高度评价。广大护士用共产主义道德作为自己行动的准绳，急患者之所急，想患者之所想，自觉服从护理实践的需要。以集体利益为重，在护理工作岗位上不怕脏、不怕苦、兢兢业业、勤奋进取，为护理事业贡献自己的毕生力量。我国著名护理专家王琇瑛，热爱护理事业，全心全意为患者服务，在护理岗位上作出了重大的贡献，荣获世界第二十九届南丁格尔奖章，是我国第一个南丁格尔奖章获得者。在我国护理界中，还有上海的史美黎、辽宁的张云清、北京的林菊英、湖南的周娴君、广州的叶欣、四川的成翼娟等，都是护理事业和护理道德的模范人物。这些先进人物充分体现了我国社会主义护理道德的发展水平，保障和推动了我国护理事业在道德风尚、服务态度、业务技术方面的进一步提高。1949年后，护理工作得到了党和国家的进一步重视和大力支持，护理事业迅速发展。1950年召开的首届全国卫生工作会议对护理事业的发展做了统一规划。卫生行政部门1956年拟订了《关于改进护士工作的指示》。改革开放以来，护理事业及护理伦理伴随着医疗卫生和教育事业的迅速发展焕发出勃勃生机。1981年第一届全国医学伦理

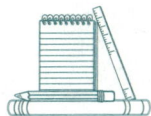

道德研讨会，倡议全国各医药院校开设医学伦理学课程。同年 10 月 8 日卫生部颁发了《医院工作人员守则和医德规范》。1982 年第二届全国医学伦理道德研讨会主要讨论了社会主义医德原则等问题。此后又多次召开包括护理伦理在内的医学伦理研讨会，卫生行政部门也多次制定医德规范。如 1988 年 12 月 15 日颁布的《医务人员医德规范及实施办法》、1994 年 1 月 1 日起施行的《中华人民共和国护士管理办法》等，对于规范护理人员的执业行为发挥了十分积极的作用。

项目二　国外护理伦理学的发展历史

一、国外护理伦理学的历史发展概况

（一）国外早期护理伦理学的形成

国外早期护理伦理学最具有影响力的地区主要包括古希腊、古罗马、古印度和古阿拉伯。

1. 古希腊护理伦理　古希腊是西方医学的发源地。杰出的医学家希波克拉底被誉为"西方医学之父"，他同时也是西方医德的奠基人。《希波克拉底誓言》是一部经典的医德文献，书中提出的"不伤害原则，为患者利益原则，保密原则"成为西方医德传统的核心，为当今西方医学伦理思想奠定了基础。

2. 古罗马护理伦理　古罗马时期，是在继承古希腊医学和护理伦理的基础上发展起来的，对医德记载最早的是《十二铜表法》。这一时期最著名的医德代表人物是名医盖伦，在护理伦理方面，他提出了"轻利"的道德要求。盖伦认为，作为医生不可能一方面赚钱，一方面从事伟大的医学事业。

3. 古印度护理伦理　古印度是世界文明的发源地之一，有关医德的论著非常丰富。公元前 5 世纪，印度外科鼻祖妙闻在他的《妙闻集》中强调，外科治疗的成功有赖于医生、药物、患者、助手四大要素的密切配合。其中的助手就承担着护理工作，《妙闻集》对助手的素质提出了具体要求，应具有良好的行为和清洁习惯，要忠于他的职业，聪明能干，乐于助人，和蔼忍让，对患者有深厚的感情，满足患者的需要，遵从医生的指导等。

4. 古阿拉伯护理伦理　6～13 世纪，医学处于强盛时期，医院、医学院、图书馆等设施齐全，护理已经成为医生的辅助性职业。无论男女，都可被医生雇佣为护士，并在医生的指导下工作。迈蒙尼提斯在医学道德方面有很高的建树和论述，他的职业道德观突出表现在《迈蒙尼提斯祷文》中，其在阿拉伯世界影响极大，堪与《希波克拉底誓言》媲美。

（二）国外近、现代护理伦理学的发展

1803 年，英国医生托马斯·帕茨瓦尔编著出版了《医学伦理学》，标志着国外医学伦理学进入近、现代阶段。人道主义伦理观是国外近、现代医学（护理）伦理学的理论基础。

近代护理伦理学先驱为南丁格尔，她撰写的《医院札记》《护理札记》等主要著作成为医院管理、护士教育的基础教材。由于她的努力，使得护理学成为一门学科，她的办学思想由英国传到欧美及亚洲各国，南丁格尔因此被誉为近代护理专业的鼻祖。南丁格尔著名的语录："护士必须记住自己是被患者所依赖信任的，她必须不说别人的闲话，不与患者争吵……必须是个准确细致、快速的观察者，而且必须作风正派。"这为护理伦理的形成打下了坚实的基础。《南丁格尔誓言》是护理史上第一个国际性的护理伦理准则。

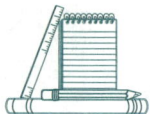

随着医学日益社会化、国际化，护理伦理发展进入现代阶段，国际性医学（护理）组织成立，一系列国际医（护）道德规范和法律文献相继产生。

1899 年，英国护士芬威克等发起成立了国际护士会；1953 年，国际护士会拟定了第一个正规护士规范《护士伦理学国际法》；1948 年，世界医学大会以《希波克拉底誓言》为蓝本，形成了著名的《医学伦理学日内瓦协议法》，标志着现代医学伦理学的出现。1965 年，国际护士协会公布《护士守则》；1976 年，美国护理学会制定了《护士法典》；1985 年，加拿大护理学会制定了《护理法典》；2000 年，世界生命伦理学大会通过了《吉汉宣言》等。此外，一些国际性的医护伦理、生命伦理学规范也纷纷出台。

知识链接

"护士的工作对象不是冰冷的石块、木头和纸片，而是有热血和生命的人类。护士要从人道主义出发，着眼于患者，既要重视患者的生理因素，又要重视患者的心理因素。"

——南丁格尔语录

二、国外护理伦理学的优良传统和基本特征

（一）优良传统

1. 奉行人道主义精神，为患者谋益　人道主义是西方文化的基本精神，其本质是以人为中心，维护人的尊严与权利。希波克拉底曾说过："无论置于何处，遇男或女，贵人及奴婢，我之唯一目的，为病家谋幸福。"12 世纪的迈蒙尼提斯是古阿拉伯医护的典范，特别是《迈蒙尼提斯祷文》中也曾提出："愿绝名利心，服务一念诚。"

2. 倡导谨慎的言谈举止　希波克拉底强调医生进入患者的病房时应当衣着整洁、态度冷静，对患者要非常关心，在困难面前要保持镇静。医生如果缺乏经验，不能明辨病情，应该找其他医生会诊，通过会诊弄清病情。被请来的会诊医生不应做尖刻的争辩，也不应彼此嘲笑。

3. 奉行严谨诚实的医疗态度　希波克拉底认为，正确的医疗知识要经历一个发展的过程，医生必须投身医疗实践，不应当首先研究似是而非的理论，而应致力于同理性相联系的医疗实践。他认为武断和空谈对医生和患者都是具有欺骗性的、有害的。

（二）基本特征

1. 推动了医学发展　护理产生于医学之中，医学的每一次进步都会促进护理技术和护理伦理的进步；而护理伦理的每一次发展和完善，又有力地推动医学的发展。医护伦理学强调直接为医疗护理实践服务，如《赫尔辛基宣言》规定了人体试验的伦理要求，《悉尼宣言》确定了死亡的伦理责任和器官移植的伦理原则，这些道德法典使医务人员有效解决医护实践中的伦理难题，使医学护理科学健康发展。

2. 带有浓厚的宗教神学色彩　国外护理伦理深受各种宗教的影响，如希波克拉底在《希波克拉底誓言》的开始就向神灵发誓；《迈蒙尼提斯祷文》也把神放在第一位，向上天祷告；欧洲医务人员受宗教影响较深，南丁格尔是虔诚的基督教教徒，认为自己当护士是上帝对她的召唤。

3. 具有鲜明的时代性和阶级性　不同阶级、不同时代有着不同护理伦理意识和护理伦理标准。古巴比伦的《汉谟拉比法典》规定，医护人员给上等人治病致其死亡，要给予医生断手的

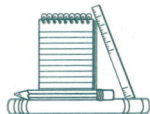

处罚；治奴隶死亡，则只予以奴隶身价一半的罚款即可。古希腊传统上认为那些不能治愈、没有恢复希望的患者可以不再治疗、照料和护理，认为帮助他们尽快死去是更道德的。

三、当代护理伦理学的现状和展望

（一）现状

1. 护理伦理观念正在发生改变　随着现代医学科学的不断进步与发展，传统的护理道德准则和规范不断受到挑战。如今，人们的护理伦理观念已经逐步发生转变，生命神圣、生命质量和生命价值结合统一的生命伦理思想正在逐步形成。护理人员服务对象不仅只限于患者，还包括患者的亲友、家庭和社会等。因此，随着护理模式的转变，护理人员也需要具有与时俱进的伦理理念和专业护理素养，妥善处理工作中的问题，建立和谐的护患关系。

2. 护理伦理教育受到普遍重视　我国护理伦理教育起步后迅速发展，并取得了巨大的进步。护理伦理教育课程已经成为医学院校护理专业的必修课。随着物质生活水平的提高和人们健康意识、权利意识的增强，护理模式也逐步从只见疾病不见人的生物模式，发展为"生物－心理－社会"的整体模式。

3. 新的护理伦理难题促使护理伦理观念逐步规范化　随着社会的快速发展，越来越多的社会问题对护理伦理建设的影响越来越大，其中不同职业社会地位的差异、人口的快速老龄化和疾病谱的变化，对护理道德建设的影响最大。护理模式转变必将给护理伦理学的研究提出新课题。护理教育层次提高给护理伦理学教学提出了更高的要求。生命伦理学的兴起将有助于护理伦理难题的解决。医学高技术介入护理专科领域给护理伦理道德带来一定的冲击。医院伦理委员会的兴起将提高护理人员的决策能力。

（二）展望

1. 护理伦理学研究的范围不断扩大　医学模式与护理模式不断更新进步，人们的就医观念也逐步发生了转变。如护患关系伦理及社会环境关系的伦理、躯体护理伦理及心理护理伦理、临床护理伦理及社区护理、临终护理的伦理、大健康观与护理伦理建设、"互联网＋"和医护道德建设的辩证关系、重大疫情引发的伦理挑战等推动新时代护理伦理学建设等。

2. 护理实践中的伦理难题越来越多　伴随着医学的发展，大量新技术应用到医学实践中，给护理实践带来了许多新的难题，如器官移植、人类辅助生殖技术等，需要人们去研究、去探索、去解决。

3. 护患关系中物化的趋势越来越强　随着医学科学技术的发展，在护理实践中出现了越来越多先进的护理仪器和设备，之前许多需要护士亲手做的工作现在可以由护理仪器和设备来完成。但是，物化趋势的增强，也有不利的一面，如护患之间的情感交往减少、护理成本增加、患者经济负担加重，这样不利于建立和谐的护患关系。

项目三　生命伦理学的发展概况

一、生命伦理学的兴起和发展

生命伦理学产生于 20 世纪 60~70 年代，与第二次世界大战末期及其后出现的三大事件密切相关。① 1945 年广岛的原子弹爆炸：制造原子弹本来是许多科学家向美国政府提出的建议，其

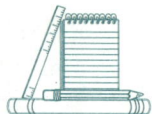

中包括爱因斯坦、奥本海默等。他们的本意是想提早结束世界大战，以免持久的战争给全世界人民带来无穷的灾难。但是他们没有预料到原子弹的爆炸会造成那么大的破坏，而且引起的基因突变会世世代代遗传。灾难造成大量的人员伤亡，许多受害人的家庭携带着突变基因挣扎地活着，使许多当年建议制造原子弹的科学家改变了态度，投入反战和平运动中。② 1945 年在德国纽伦堡对纳粹战犯的审判：接受审判的战犯中有一部分是科学家和医生，他们利用集中营的受害者，在根本没有取得受害者本人同意的情况下对他们进行惨无人道的人体试验，例如在冬天将受害者剥光衣服在露天冷冻，观察人体内因冷冻引起的变化。③ 1965 年蕾切尔·卡逊的《寂静的春天》一书向科学家和人类敲响了环境恶化的警钟，世界范围的环境污染威胁着人类在地球的生存及地球本身的存在。当时揭露的主要是有机氯农药大量使用引起的严重后果，人们只考虑到有机氯农药药性较低的优点，但忽略了它们的长期蓄积效应，结果使一些物种濒临灭绝，食物链发生中断，生态遭到破坏，人类也受到了疾病的威胁。这三大事件迫使人们认识到，对于科学技术成果的应用及科学研究行动本身需要有所规范，这些推动了生命伦理学的形成和发展。

二、生命伦理学的研究范围

1. 理论层面　后果论与道义论这两种最基本的伦理学理论在解决生命科学和医疗保健中的伦理问题时，所具有的相对优缺点如何；德性论、道义论和关怀论（尤其是女性主义关怀伦理学）的地位如何；伦理原则与伦理经验各起着什么样的作用等。

2. 临床层面　临床各科室的医务人员每天都会面对临床工作提出来的伦理问题，尤其是与生死有关的问题，例如，人体器官移植、辅助生殖、避孕流产、产前诊断、遗传咨询、临终关怀等。

3. 研究层面　从事流行病学调查、临床药理试验、基因普查和分析、干预实验及其他人体研究的科学家都会面临如何尊重和保护受试者及其亲属和相关群体的问题，同时也有如何适当保护实验动物的问题。

4. 政策层面　应该做什么和应该如何做的问题不仅发生在个人层次，也会发生在结构层次。医疗卫生改革、高技术在生物医学中如何应用和管理都涉及政策、管理、法律，但其基础是对有关伦理问题的探讨。

5. 文化层面　任何个人、群体和社会都有一定的文化归属，文化也影响哲学和伦理学，当然也会影响生命伦理学。例如，在某一文化环境中提出的伦理原则或规则是否适用于其他文化，是否存在普遍伦理学或全球生命伦理学，伦理学普遍主义或绝对主义及伦理学相对主义是否能成立等。

项目四　医学伦理委员会的发展概况

一、医学伦理委员会的形成和发展

自第二次世界大战结束以来，随着现代生物医学科学技术的不断发展及其在医学领域中的快速应用，引发了一系列复杂棘手的伦理问题，这些问题的出现，对传统的医学伦理学提出了挑战，将新的伦理理论应用于解决现实问题的独特组织——伦理委员会应运而生了。医学伦理

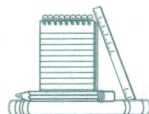

委员会是由医学专业人员、法律专家及非医务人员组成的独立组织，其职责是对各类临床研究方案及附件进行督查，判断是否合乎伦理道德，以保障受试者的安全和权益。当今，随着医患冲突发生率不断上升，医学伦理委员会逐渐开始显现出其重要性，并在规范生物医学研究、保障患者权益、完善医疗系统等方面发挥着越来越重要的作用。

（一）医学伦理委员会国外发展历程

从美国设立第一个医学伦理委员会起，此后的 30 多年中，包括澳大利亚、日本等国在内的很多国家和地区都建立了医院伦理委员会或科研伦理审查委员会。日本率先在医科大学中成立伦理委员会，到 20 世纪 80 年代末美国已有 60% 以上的医院成立了伦理委员会，20 世纪 90 年代初日本几乎全部的医科大学及 50% 以上的医院均成立了伦理委员会。国外医学伦理委员会按所依附的机构分为三类：建立在医院等医疗保健机构中，即为医院伦理委员会；建立在高等院校、学术期刊和科研机构中，即为机构伦理委员会；建立在政府或国际、国内医学组织中，即为医学伦理委员会。

（二）我国医学伦理委员会的发展

我国医学伦理委员会的创建晚于发达国家，但发展速度很快。1998 年，卫生部成立"卫生部涉及人体的生物医学研究伦理审查委员会"。2000 年 3 月，卫生部成立了"卫生部医学伦理专家委员会"，该委员会的职责是负责行业科技发展中有关伦理问题的咨询和审查。2003 年，国家食品药品监督管理局颁布了《药物临床试验质量管理规范》，其中第三章"受试者的权益保障"明确指出："伦理委员会与知情同意书是保障受试者权益的主要措施；为确保临床试验中受试者的权益，须成立独立的伦理委员会。"2010 年，国家食品药品监督管理局颁布了《药物临床试验伦理审查工作指导原则》，规范了药物临床试验伦理审查工作。2016 年 10 月，国家卫生和计划生育委员会颁布《涉及人的生物医学研究伦理审查办法》，重申在全国医疗机构内建立伦理委员会，由伦理委员会对涉及人体受试者的医学研究项目进行前瞻性审查。2016 年 12 月，国家食品药品监督管理总局颁布了《药物临床试验质量管理规范（修订稿）》征求意见，该修订稿将伦理委员会单设一章，详细讲述了伦理委员会的职责、组成和运行、审查工作程序及工作记录；更加规范了伦理委员会的组成和运作，体现了对伦理委员会保护受试者这一作用的重视。2023 年 2 月，国家卫生健康委员会印发《涉及人的生命科学和医学研究伦理审查办法》，其在坚持《涉及人的生物医学研究伦理审查办法》的基本原则和制度框架下，同时进一步扩大伦理审查适用范围，探索建立委托审查机制，允许委托有能力的伦理审查委员会开展伦理审查，优化伦理审查规范，细化知情同意程序，为不同研究主体开展涉及人的生命科学和医学研究提供了统一的遵循。

二、医学伦理委员会的组织和运行

（一）医学伦理委员会的组织

根据修订的《涉及人的生物医学研究伦理审查办法》第九条和第十条规定："伦理委员会的委员应当从生物医学领域和伦理学、法学、社会学等领域的专家和非本机构的社会人士中遴选产生，人数不得少于 7 人，并且应当有不同性别的委员，少数民族地区应当考虑少数民族委员。必要时，伦理委员会可以聘请独立顾问。独立顾问对所审查项目的特定问题提供咨询意见，不参与表决。伦理委员会委员任期 5 年，可以连任。伦理委员会设主任委员 1 人，副主任委员若干人，由伦理委员会委员协商推举产生。伦理委员会委员应当具备相应的伦理审查能力，并定期接受生物医学研究伦理知识及相关法律法规知识培训。"

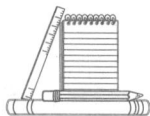

《药物临床试验质量管理规范（修订稿）》第十二条规定："伦理委员会应分别由医药相关专业人员、非科学专业背景人员、非临床试验单位成员，并有不同性别的委员，至少5人组成。所有成员均有伦理审查的培训和经验，能够审查临床试验相关的伦理学和科学等方面的问题。投票或提出审评意见的伦理委员会成员应独立于被审查的临床试验项目。伦理委员会应有其成员详细信息，并保证其成员具备伦理审查的资格。若伦理审查需要，可邀请伦理委员会成员以外的相关领域专家参与审查工作，但不参与投票。创新药物临床试验的伦理和科学性的审查，应邀请更多相关专业的专家参加。"

伦理委员会可分以下两种：①国家卫生健康委员会设立的伦理委员会，主要针对重大伦理问题进行研究讨论，提出政策咨询意见，必要时可组织对重大科研项目的伦理审查，对辖区内机构伦理委员会的伦理审查工作进行指导、监督；②作为审查性质的机构伦理委员会，研究机构应当设立伦理委员会主要承担伦理审查任务，对本机构或所属机构涉及人的生物医学研究和相关技术应用项目进行伦理审查和监督。根据社会需要，受理委托审查，组织开展相关伦理培训。

（二）医学伦理委员会的运行

1. 申请 委托人应向医学伦理委员会提出申请，并提供完整的资料。

2. 审查 伦理委员会根据伦理审查标准，通过上述提交的材料，对研究项目的科学方面和伦理方面进行具体审查。通过审查可以做出批准、不批准或者做必要修改后再审查的决定。伦理委员会做出的决定应当得到伦理委员会三分之二委员的同意。伦理委员会的决定应当说明理由。申请医学伦理委员会审查批准后，在实施过程中需要进行修改的，应当报伦理委员会审批。在实施过程中发生严重不良反应或者不良事件的，应当及时向伦理委员会报告。

3. 回避 伦理委员会成员与申请项目有利益冲突时，应当主动回避。无法回避的，应当向申请人公开这种利益。

三、医学伦理委员会的职能

医学伦理委员会在研究项目开始前，依据伦理原则对其进行审查批准，对被批准项目的实施和进展情况进行伦理监督，但通常无权对在项目实施中违反伦理标准的研究者进行制裁，他们可以在认为必要时撤回对研究项目的批准。伦理审查委员会可在单位、地方、地区、全国甚至国际等不同层次运行，应遵守所在国的法律和法规。

小结

我国护理道德产生于远古时代，历经各个朝代的实践和不断完善，形成了自己独特的护理道德传统。中华人民共和国成立以后，护理道德也发生了深刻的变化并有了新的发展。伴随着医学科学的进步，大量新技术应用到医学实践中，给护理实践带来了许多新的难题，如安乐死、器官移植、人类辅助生殖技术等问题，需要人们去研究、去探索、去解决。人们认识到，医学科学技术必定推动生命伦理学的形成和发展。生命伦理学的研究也是多层面的。现代生物医学科学技术的不断发展及其在医学实践中的快速应用，引发了新的伦理问题。这些问题的出现，对传统的医学伦理学提出了挑战。

实践活动

【小组讨论】

活动方式：本章导入案例小组讨论。

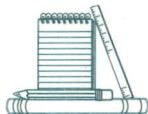

活动目标：加深学生对我国护理伦理学和国外护理伦理学优良传统的理解。

活动步骤：①安排学生结合导入案例复习本章所学知识点；②学生分组进行讨论，并对讨论结果做好记录；③每组推选一名学生代表发言，分享讨论结果。

扫一扫，查阅
复习思考题
答案

复习思考

1. 护理伦理学是怎样诞生的？

2. 南丁格尔对护理伦理学发展作出了哪些重要贡献？

3. 怎样正确地继承和发扬我国古代优秀的护理道德传统？

4. 简述护理伦理学发展现状。

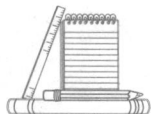

模块三　护理伦理学基本理论

> **知识目标**
>
> 1. 掌握护理伦理学基本理论的含义、内容。
>
> 2. 熟悉护理伦理学基本理论的伦理意义。
>
> 3. 了解生命论和人道论产生的背景。
>
> **能力目标**
>
> 能够运用护理伦理学的基本理论指导护理实践活动。
>
> **素质目标**
>
> 培养学生具有现代护理伦理理念，热爱护理专业，爱岗敬业、乐于奉献。

案例导入

30 年前的救护

30 年前，一个只有三岁的女孩烧伤面积达 98%，被某医院烧伤科救活，创造了医学史上的一个奇迹。由于该女孩的家境贫寒，无力负担其医疗护理费用，故她被抢救过来后一直住在该医院烧伤科，直至 2013 年 35 岁的她死去。在这 30 年的时间里，医院为其付出的手术费、医药费、护理费、床位费高达 60 余万。30 年前医护人员义无反顾、不惜代价地积极抢救一个严重烧伤的三岁幼童，而 30 年后，人们却对医护人员当时的行为抱有疑问，像这样严重烧伤的患者该不该抢救？维持这种生命质量不高的患者的生命是否值得？

问题：

1. 对此情况你有什么看法？

2. 其理论依据是什么？

护理工作维系健康和生命，核心是照护和关怀。面对护理对象时，护士该如何将所掌握的护理技能合情、合理、合法地应用于患者，以促进其康复，这就需要一个行动指南，而护理伦理学的基本理论则为护理实践活动提供了一个伦理框架来评价某一行动是应该做的还是禁止的，它是从哲学、伦理学的立场、层次和角度诠释了护理实践活动中各种伦理行为及其相互关系的理论基础，揭示护理实践中各种伦理行为及其关系的本质属性和内在规律。护理伦理学的基本理论是构成护理伦理学学科体系的基石，护理伦理的原则、规范、判断和行为等都是建立在此基本理论之上的。护理伦理学的基本理论主要有生命论、人道论、美德论、义务论和功利论等。

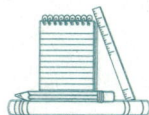

项目一   生命论

生命论是关于人生命的意义和价值的理论与看法。随着社会的进步和医学的发展，人们对生命的认知正在发生着变化。围绕如何认识人的生与死，如何处理活着与死亡的矛盾，即对生命的认识和看法，形成了生命神圣论、生命质量论及生命价值论的理论观点。

一、生命神圣论

（一）概述

1. 生命神圣论的含义   生命神圣论是一种认为人的生命至高无上、神圣不可侵犯的伦理观念及其理论。强调在任何情况下都要尊重人的生命、重视和保护人的生命，捍卫生命的神圣性，不允许对人的生命有任何侵犯和伤害。正如《黄帝内经》强调"天覆地载，万物悉备，莫贵于人"；《备急千金要方》强调"人命至重，有贵千金，一方济之，德逾于此"；《费尔巴哈哲学著作选集》强调"生命就是人的最高的宝物"。

2. 生命神圣论的产生和发展   生命神圣论是人类社会中流传时间最长、涉及范围最广的生命伦理观。它萌发于人类最初的生活观察和感受，在长期的医护实践中，人类对生命神圣的认识逐渐成为一种成熟的，以珍惜生命、救助生命为核心内容的系统理论。17世纪西方的启蒙思想家以"天赋人权"和"人道主义"为理论基础提出了生命神圣论学说。法国思想家阿尔贝特·施韦泽提出"敬畏生命"命题，他提出："善是保存生命，促进生命，使可发展的生命实现其最高价值。恶则是毁灭生命，伤害生命，压制生命的发展。"他强调两个基本原则：一是肯定世界和人生；二是恪守底线伦理。他要求行为主体承担起对一切生命的责任，为实现人的最高价值而努力，并且要求行为主体敬畏自我和自我以外的生命意志，坚守不害人和不随意杀人的道德黄金定律。

（二）生命神圣论的伦理意义

生命神圣论在人类思想发展史中具有重要的伦理意义，它唤起了人们对生命的珍视，推动了医学和医护道德发展，为医学人道主义理论的形成和发展奠定了思想基础。具体体现在以下三个方面。

1. 从道德的角度强化了医学及护理学的宗旨   唤醒世人尊重、关心、重视人的生命。要求医者应将"珍重生命、爱护生命"作为医者的神圣天职，强调尊重和维护人的生命及促进患者的健康是医护人员的重要责任。

2. 为医学人道主义的形成和发展奠定了思想基础   生命神圣观的思想精华，已经成为现代护理伦理体系的支撑。例如，热爱和珍惜生命、尊重患者人格、平等待人、济世救人等，转化并形成医学人道主义的基本理论观点。

3. 推动了医学和护理学科的产生和发展   人的生命是宝贵的，因此，保存和延续生命，消除对生命的伤害，解除疾病对生命的折磨，成为医护人员职业的精神导向，激励着广大医护工作者不断探索生命的奥秘，不断发现诊治疾病、促进健康的手段和方法，推动着护理学科的不断发展和医疗技术的不断进步。

（三）生命神圣论的局限性

1. 片面强调生命数量及生物学生命   生命神圣论是以个体的纯粹生物学意义的朴素情感为基

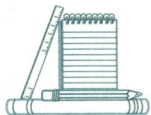

础，片面强调人的生命数量和生物学生命，而忽视了人的生命质量和人的社会学生命。

2. 对生命的认识过于简单抽象　生命神圣论强调对生命的尊重，但它具有较大的模糊性和矛盾性。首先，将生命神圣与生命质量和生命价值割裂。事实上并非一切状态的生命都是神圣的，生命神圣与否应当取决于生命价值与生命质量的统一。其次，重视个体生命意义而忽视了作为人类的整体利益的重要性。

3. 导致大量医疗护理伦理难题　片面强调生命的数量，忽视作为一个社会人其生命对他人的意义，忽视作为一个生命个体的尊严和"活着"的生命质量。比如对于重度残疾儿童、晚期恶性肿瘤患者、全身器官衰竭不可逆转的患者、濒临死亡的患者等，仍不惜一切代价地进行救治，没有考虑到病痛可能对患者造成的心理、尊严的伤害及其对家庭、社会的影响，其结果势必造成大量宝贵卫生资源的浪费。

二、生命质量论

（一）概述

1. 生命质量论的含义　生命质量论是指以人的自然素质（体能和智能）的高低、优劣为依据来衡量生命价值的生命观念及其理论。在临床实践中，自然素质的状况通常是指健康程度、治愈希望、预期寿命、智力状况等。生命质量论主张生命质量不在于生命存在本身，而在于其存在的质量，人们不应该单纯地追求生命的数量，更应该关注生命的质量，要在提高生命质量的前提下去维护人生命权利的神圣性，根据生命质量的高低和价值大小来取舍生命。生命质量论已成为现代生命伦理的重要组成部分，这种新生命观的提出，促使人们去重新认识生命的意义和本质。

2. 生命质量的评价分类　生命质量分为主要质量、根本质量和操作质量共三种类型。

（1）主要质量　是指个体的智力发育和身体状态好坏。这是区别正常人与不健全人的标准，这个标准把无脑儿、唐氏综合征患儿、严重的先天畸形者视为非人素质，对其生命不予承认。

（2）根本质量　是指与他人在社会和道德上相互作用的生命目的和意义。诸如极度痛苦的晚期癌症、不可逆的昏迷、植物人等，已经失去了与他人在社会和道德上的依存关系，失去了生命的目的和意义，可以说已经失去了根本质量。

（3）操作质量　是指利用智商或诊断学的标准来测定智力和生理状况所得的结果。把智商高于140的人看作高生命质量的天才，把智商低于30的人视为生命质量有严重缺陷者，而智商低于20的则否认其为人。

3. 生命质量论产生的社会文化背景

生命质量论是随着生物医学工程技术的发展而逐渐产生的，它已成为现代医学（生命）伦理学的核心观点之一，并为改善人类生命及生存条件提供伦理依据。

（1）医学科技的进步　现代医学生物技术的发展，使人类对生命过程进行有效道德干预有了技术保障，它能有效地控制人类的生命进程，延长人们的寿命，提高人们的生命质量，从而加深了人们对生命本质的认识，改变了人们的生命观念。

（2）经济社会发展需求　提高人口的质量，既是生命科学发展自身的要求，也是医学科学发展的必然。传统的生命神圣观显然已无法适应当代社会的发展，人类生命观的变革，新的生命质量观及价值观，将成为人类健康需求的必然选择。

（二）生命质量论的伦理意义

1. 人类观念的更新　由传统的生命神圣论转向追求生命质量的理性选择，为人们正确认识和处理生与死的权力和选择等提供了参考标准和理论依据，从而有利于医疗资源的合理配置，减

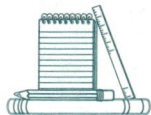

轻患者的痛苦及家人和社会的负担。

2. 为临床医疗抉择提供了理论指导　按照生命质量论的观点，医护人员在考虑治疗方案时，应努力提高患者生命质量，使医疗护理服务有了更加明晰的道德方向和切实可行的伦理指南。生命质量论是人类要求改善自身素质以求更好发展的反映，是人类生命观念的新飞跃。

3. 为当前的人口政策、环境政策、生态政策等提供了重要的理论依据　这种生命观使医护道德观念从传统的维护生命的格局，上升到提高生命质量和价值的格局，使医护道德的目标从关注人的生理价值和医学价值，扩展到关注人的社会价值，从而为优生优育等提供了道德论证，也为处理医疗护理工作的一系列难题，如临床不可逆转患者的抢救、癌症晚期患者的生命延续及植物人的救治等提供了新的思路。

（三）生命质量论的历史局限

1. 采取了极端的立场　片面用生命质量的伦理观代替生命神圣的伦理观，并主张如果一个生命无质量，就没有必要加以保护或保存，这仅仅看到了高质量的生命个体对自身存在的意义，却忽视了以低生命质量形式存在的某些患者对家人和社会所发挥的精神激励价值。所以单凭生命质量决定对某一个体生命延长、维持、结束或缩短是缺乏道德依据的。

2. 忽视了一些质量与存在价值无法统一的现象　有些人生命质量很低，但存在的价值却超人；反之，有的人生命质量很高，而其存在的价值却很小。此外，如果因为患者的生命质量低就放弃治疗，这对医学科学技术的进步和发展都将带来不利的影响。

三、生命价值论

（一）概述

1. 生命价值论的含义　生命价值论是指通过人具有的内在价值与外在价值的统一来衡量，从而合理地控制人口数量及质量，以保证人类和谐生存与科学发展的伦理观念及其理论。生命价值论是对生命神圣论和生命质量论的扬弃和升华。

首先，生命价值论认为，人的生命之所以神圣，其根基在于人具有"属于人的"知识、情感和意志，具有独立的人格和尊严，在于人的主体性和创造性等。单纯的生物学生命是没有什么神圣可言的，生物学生命只是作为社会学生命的载体而具有神圣性。其次，生命价值论涵盖和扩展了生命质量论"主张人的生命质量决定生命的内在价值，生命对他人和社会的意义决定生命的外在价值，生命质量是生命价值的目的和归宿"的思想。判断生命价值的高低和大小，主要有两个因素：一是生命本身的质量；二是生命对他人、社会和人类的意义。生命价值论从人的自然属性和社会属性相统一的辩证立场出发，实现了生命神圣、生命质量与生命价值的有机统一，从而构成现代生命伦理的核心理念。

2. 生命价值论的分类

（1）根据生命价值主体的不同　分为内在价值和外在价值两类。内在价值是生命本身的质量，是生命所具有的生物学价值；外在价值是生命对他人、对社会和人类的意义，是生命所具有的社会学价值。

（2）根据生命价值是否已经表现　分为现实价值和潜在价值两类。现实价值是指已经显现出的，生命对自身、他人和社会的效用；潜在价值是指生命目前尚未显现、将来才能显现的对自身、他人和社会的效用。

（3）根据生命价值的性质　分为正生命价值、负生命价值和零生命价值共三类。正生命价值是指生命有利于自身、他人和社会的效用；负生命价值是指生命有害于自身、他人和社会的

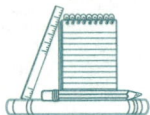

效用；零生命价值是指生命无利也无害于自身、他人和社会的效用。

（二）生命价值论的伦理意义

生命价值论的产生和运用具有重大的理论和实践意义，它完善了人类对于生命的医疗护理伦理理论，它同生命质量论和生命神圣论理论相统一，形成了人类对自身生命的完善认识——生命神圣、质量、价值论的统一，标志着人类的生命观和伦理理念有了历史性的转变，也让生命论的理论体系更加趋于完善，从而能够为医疗护理实践提供更加富有科学理性的行为指南。

四、生命统一论

生命统一论是主张生命神圣、生命质量及生命价值有机统一的理论。按照这一理论，生命神圣的意义在于生命的质量和价值。毫无价值、质量低劣的生命，其神圣性就会受到质疑。因此，生命的质量和价值是生命神圣的基础，对生命神圣性的敬畏又是捍卫生命质量和价值的内在动因。在坚持生命神圣的基础上，不断地提高生命质量，执着地追求生命价值，是现代护理伦理道德的核心。

生命统一论突破了传统医护道德中医护人员只对其面前的患者负责的医患关系。强调患者利益的同时也兼顾他人和社会的公益，体现了生命价值论的要求及生命神圣的宗旨。当患者个人利益与他人利益、社会公益发生冲突时，它既不是盲目地要求个人利益无条件地服从他人利益、社会公益，也不是简单地以牺牲社会公益来确保个人利益，而是将"生命质量"作为二者取舍的标准。当患者具有或者治疗后可能具有较高的生命质量时，要求从生命神圣论出发，以牺牲家庭、社会的部分利益来确保患者个人的现实利益。当患者的生命质量极低甚至已无生命价值时，就应当以牺牲患者的利益来保障家庭、社会的现实利益。

生命统一论从人的自然属性和社会属性相统一的辩证立场出发，实现了生命神圣、生命质量与生命价值的有机统一，从而为护士进行正确的伦理抉择指明了方向和路径。

案例分析

医生该为谁使用呼吸机

县医院仅有一台呼吸机，正用于颅脑外伤的老年昏迷患者，该患者经会诊已无望康复，而且撤掉呼吸机很快就会死亡。一天，急诊室来了一个有望康复的年轻患者也急需使用呼吸机。

问题：

1. 医护人员应如何决策？

2. 其伦理依据是什么？

项目二　人道论

一、概述

（一）人道主义

人道主义是一种关于人的本质、使命、地位、价值和人性发展等的思想体系和伦理理论。

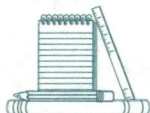

在中国古代儒学中，"人道"与"天道"相对应，是指人事、人伦、为人之道的社会行为规范。狭义的人道主义是指欧洲文艺复兴时期，反封建、反宗教神学的一种思想和文化运动；广义的人道主义认为人具有最高价值从而应该善待每一个人，主张维护人的尊严、权利与自由，重视人的价值，使之得到充分自由发展的思想。人道论则是研究人道主义的一种道德理论，人道论强调以人为本、肯定人的价值、维护人的权利，并且用人的本性作为考察历史的尺度。

（二）医学人道主义

医学人道主义是指在医疗护理领域内，特别是在医护人员与患者关系中体现出来的医护人员以患者为本，爱护和关心患者的健康、重视患者的生命、尊重患者的人格和权利、维护患者利益和幸福的一种伦理思想。医学人道主义的内容非常广泛，包括同情、关心、爱护患者，平等负责地对待患者。

二、医学人道主义的发展

医学人道主义的发展经历了古代朴素的医学人道主义、实验医学时期的医学人道主义和当代医学人道主义三个历史阶段。前两个阶段的医学人道主义对促进医学事业的发展，改善人类健康状况都发挥过重要作用，但由于受到其产生的历史背景及客观条件的限制，不可避免会存在某些局限性。如医生在对待患者个体利益和社会利益的关系上，往往只重视患者的个体利益，而忽视甚至否定患者的社会利益。随着医学的发展日益成熟，当代医学人道主义使医学人道主义的社会价值有了新的提高。具体表现在：强调把医学看成全人类的事业；坚决反对利用医学作为残害人类或政治派别斗争工具的行为；强调医生对患者治疗的自主性；不接受非医学需要的干扰；要求给予战俘、囚犯医疗权利和人道主义待遇。社会主义医学人道主义是医学人道主义的较高形态，体现在社会主义制度下对人的生命价值的尊重。与其他医学人道主义相比，它始终把为人类谋幸福、为实现人类的健康作为自己的出发点，将热爱患者、同情患者、尊重患者生命、人格和平等医疗权利作为其核心内容。

三、医学人道主义的核心内容

（一）尊重患者生命

尊重患者生命是医学人道主义最根本的思想基础。生命不可逆转，对任何人来说只有一次，故医者应当珍重生命，尊重人的价值和权利，尽力救治患者。2011年6月，中国医师协会正式公布的《中国医师宣言》中规定："医师应以人为本、敬畏生命、善待患者，遵循患者利益至上的基本原则，弘扬人道主义的职业精神。"一个医德高尚的医务人员，要自觉认识到医学事业"济世救人"的宗旨，自觉抵制对经济利益的过度崇拜趋向，同情患者的疾苦，把患者看作自己的亲人，尽心尽力救治患者。

（二）尊重患者生命价值

医学是以挽救人的生命为己任的神圣而崇高的职业。生命对每个人来说只有一次，医护人员应当尊重患者的生命价值，这里所说的生命价值，是从医患关系出发，不仅要求尊重患者的个体生命，而且要将生命的内在和外在价值相统一来衡量生命的意义，医生既要重视患者的生命质量，也要尊重患者的生命价值，尽力挽救患者的生命，维护人类的整体利益。

（三）尊重患者人格

《国际护士条例》明确规定"尊重人的尊严和权利是护士的天职""护士首先要对患者负责，尊重患者的信仰、人格与风俗习惯"。尊重患者的人格有两个重要依据：首先，患者不仅具有正

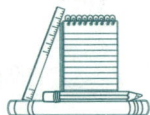

常人的权利，还有一些特殊的权利；其次，尊重患者人格是提高医疗质量及效果的必然要求。患者作为身患疾病的人，在人际关系、医患关系中常处于劣势地位，对涉及自身人格的行为很敏感，医护人员应关心、同情、爱护、体贴患者，设身处地为患者着想。

（四）尊重患者平等的医疗护理权利

人人享有医疗护理的权利，这是护理人道主义的基本主张和重要目标。我国传统医德崇尚"普同一等""不分贵贱，一视同仁"。阿拉伯医学家迈蒙尼提斯在《迈蒙尼提斯祷文》中说："无分爱与憎，不问贫与富。凡诸疾病者，一视如同仁。"医疗中应当尽量排除非医疗因素（如政治、经济、文化、宗教）的干扰，让每个患者都能实现人道、平等的医疗目的。

案例分析

医生该如何选择

　　某患者，男，87岁，患有慢性支气管炎合并肺气肿、肺心病、肺功能衰竭。为延长生命使用了呼吸机和生命维持治疗。数天后患者异常痛苦并难以忍受疾病和治疗带来的双重折磨，他强烈要求医生撤掉呼吸器，早点结束生命脱离痛苦，但患者儿女坚持治疗，恳求医生不惜一切代价抢救。

　　问题：医生面对这种情况应如何选择？

项目三　美德论

一、概述

（一）美德论的含义

美德，是伦理学上的专用名词，是指高尚的思想、品德、情操、语言、行为的和谐统一，是一定社会道德原则规范在个人思想和行为上的体现，是一个人在一系列道德行为中所表现出来的美好的、稳定的特征和倾向。在不同时代和社会中，美德有着不同的具体内容。古希腊把智慧、勇敢、节制与正义作为主要美德；中国古代儒家提出孝、悌、忠、信四种美德；在社会主义社会，爱祖国、爱人民、爱劳动、爱科学、爱社会主义的"五爱"是每个公民应当具备的基本美德，同时肯定勤劳、勇敢、节俭、诚实等历代劳动人民的传统美德。这些美德经过时代的验证，已经成为人们在社会生活中的义务或职责。这些美德无疑也是人类作为一个种群得以延续和发展的重要精神遗产，在人类历史中发挥了积极的作用。

（二）美德论的内容

美德论，又称德性论或品德论。古希腊哲学家柏拉图最早提出"美德即知识"的观点，亚里士多德则构建了较完整的美德论体系。此后不少伦理学家又在亚里士多德美德论的基础上，提出自己关于美德问题的理论。美德论主要阐述做人应具备的品格、品德。换言之，美德论告诉人们什么是道德上的完人及如何成为道德上的完人。美德论认为，对一个人来说，能做出正确的行为十分重要，同样重要的是要有成为好人、做出正确行为的性格倾向、动机和特性。美德论是道德领域和伦理学的重要内容，也是护理伦理学中不可缺少的部分。护理伦理学中的美德论是关于医护人员道德品质的学说，主要研究医护人员应具备的道德品质。医护人员的道德品质简称医德品质，既包括医护人员对医德原则和规范的认识，又包括医护人员基于这种认识所产生的具有稳定性特征的行为习惯，是主观上医德认识和客观上医德行为的统一。医德品质是医德行为的内在根据，医德行为是医德品质的外在表现，两者密不可分。

案例导入

女护士为口吐白沫老人做人工呼吸急救

2015 年 6 月 29 日，浙江台州一位 75 岁李姓老人晨练昏厥，围观群众都不知所措，路过的女护士王丹萍上前摸了一下老人的颈动脉，已经没有了脉搏，她蹲下身子给老人做心肺复苏，一边给老人按压胸口，一边口对口给老人做人工呼吸 20 多分钟。一次次的按压，老人嘴里吐出很多白沫和呕吐物，王丹萍用毛巾擦干净后，又将手指伸进老人的嘴里清理。整个过程王丹萍丝毫没有犹豫，也一直没有放弃。虽然最终没能救回老人，但其家属对这位白衣天使十分感激，含着热泪为她送来锦旗。锦旗上写着"丹心一片献爱，萍水相逢救人"，王丹萍的名字也被写了上去。王丹萍给老人做人工呼吸施救的视频传到网上，她这种救死扶伤的行为感动了无数网友。有网友评论说："俯下的是身段，树起的是标杆，最美女护士王丹萍。"

问题：请对女护士的行为进行伦理分析。

二、护理人员应该具备的美德

在长期的护理实践中，护士群体养成了许多高尚的美德，主要内容如下。

（一）仁慈

仁慈的美德要求护理人员在护理实践中应努力做到仁爱慈善，对患者有恻隐之心，同情、尊重、关心患者，热情为患者服务，实践医学人道主义。护理人员的仁慈、爱心不仅是护理道德的保障，而且还会对患者的治疗效果产生直接的影响。

（二）诚挚

诚挚即坚持真理，忠诚护理学科，热爱护理事业，诚心诚意维护服务对象的健康利益，一切为了患者，并具有实事求是、严谨的工作作风，讲真话、办实事，出了事故要敢于承担责任，勇于纠正错误。护理人员若缺乏了诚挚，不仅有悖于护理道德的要求，而且还可能会给患者造成损害，甚至产生护患之间伦理或法律的纠纷。

（三）公正

公正是和谐社会之所以"和谐"的基石。公正要求护理人员在护理活动中，平等地、一视同仁地对待服务对象，尊重患者的人格，尊重患者的权利，合情合理地处理公私关系和分配卫生资源。医护工作者在工作中应坚持原则，不抱成见，不徇私情。

（四）节操

节操就是护理人员扬善抑恶、坚定遵循护理道德与规范。护理人员应具有正确的利益观，正确地处理个人利益与患者利益的关系，做到以患者的利益为重，正确处理护理道德与金钱、名誉、官职的关系，不以医谋私。

（五）严谨

医护人员应具有对待护理和医术严肃认真的科学态度、周详缜密的思维方式、审慎负责的工作作风。医术关乎人命，不可不慎重。古代医书《本草类方》中有"夫用药如用刑，误用即

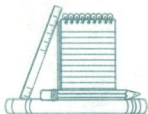

便隔死生""盖人命一死不可复生，故姑须如此详谨"的说法。病情往往很复杂，且变化迅速，这就要求医护人员应尽可能全面考虑，以达到最大限度的万无一失。

护理美德还包括进取、协作、奉献、理智、耐心和尊重同行等。这些美德都是作为一个合格护理人员所必须具备的基本素质。护理人员如果具有这些美德，就会与人为善，时刻为患者着想，全心全意为患者服务。

三、美德论的局限性

相对于研究社会道德的宏观伦理学理论而言，美德论是注重于个体道德研究的微观伦理学理论。它局限于个体的道德完善，弱化了社会环境对个体道德的制约性，没有把作为道德主体的人理解为社会关系的总和，不利于实现个体道德建设与社会道德建设的平衡发展。此外，美德论对什么样的美德是良好美德、为什么这些美德是良好的等问题难以给予具体的解答。

四、美德论在护理实践中的应用

培养护士的美德是护理伦理学的核心，具有高尚美德的人，总是存在一种想将事情尽可能做好的激情。南丁格尔认为优良的道德品质是一个优秀的护士必须具备的重要显著特性。她提出一名优秀的护士应具有"纯洁、忠诚、献身、可信、自制"等优良品质。作为美德构成要素的意志和情感，是医护人员力量的源头，它能唤起护士的巨大热忱，创造出在一般情况下难以做到的奇迹，是那种仅有理性而无激情、无冲动的行为无法比拟的；美德，它催生了护士忠诚、责任、敢于担当的品格，使护士能够战胜护理过程中的种种艰难险阻直到获得成功或将损失降至最小；美德，是护患双方的凝结剂，它能将护士与来自各方的患者聚为一体，共同战胜病魔，促进健康。

在护理过程中，要善于利用美德论来阐述、评判护理当事人行为的善恶。护士美德意志、激情（冲动）行为的产生是在长期医疗实践中通过对其行为的感悟、认知而养成的。一个具有美德品质的护士，由于仁爱之心，对罹患疾病的患者感同身受，发自内心地想为患者解除病痛，它的基础是护士的美德而不是护理技术。

护士的美德在古今中外医学中有着特殊的意义，是护理学的精神支柱。护士美德的代表——南丁格尔，她有着护理美德的高尚德行，克服了各种困难，挽救了无数的生命，为护理专业增添了无限的光辉。具有美德的护士，他们不为名，不为利，他们唯一的目的就是拯救人民群众的疾苦，并将其视为毕生的追求和最大的精神享受。苏格拉底说"未经省察的生活是不值得过的"，护士的美德，就是护士们对护理职业生涯的省察。

项目四　义务论

一、概述

（一）义务论的含义

义务与职责、责任、使命具有相同的含义。义务论也可称道义论，是指人们必须按照某种正当性或某种道德原则去行动的道德理论。具体来讲，就是围绕应当、责任这些道德含义，以阐释规范和戒律为什么是指导和约束人们行为和生活的道德观念及伦理理论，也称道义论，属

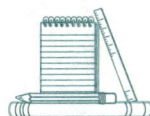

于规范伦理学范畴。它要求个人严格克制自己感性欲望并遵守义务规则。

义务论主张在判断人道德行为是否道德时，不是看行为的结果，而是看行为本身或行为所依据的原则，即看行为动机是否正确。凡行为本身是正确的或行为依据的原则是正确的，不论结果如何都应该是道德的。

（二）义务论的内容

1. 中国义务论的基本内容　在我国历代的医德文献中，"义务论"的思想极为丰富，如龚廷贤的《万病回春·医家十要》、陈实功的《外科正宗·医家五戒十要》等。其中最著名的是孙思邈的《备急千金要方》中的《大医精诚》，文献强调优秀的医者治病要神志专一，心平气和，不可有其他杂念，同时，要有同情之心，以及解救老百姓疾苦的慈悲之心。对待身患疾病来求医生救治的患者，无论贵贱贫富、老幼美丑，无论仇人还是亲人、密友还是普通朋友，不分种族，不论聪明与否，一律同等对待，视病犹亲。不瞻前顾后，更不能过于考虑自身的利弊得失等。

2. 西方义务论的基本内容　柏拉图认为，道德和幸福是相互依存的，一个人做了合乎道德的事情他就是幸福的。德性的获得和保持无须借助于外在诸善，而是诸善借助于德性。而且幸福的生活无论是在快乐之中还是在德性之中，或是在二者之中，都属于那些在品行和思想方面修养有素却只适中地享有外在诸善的人，远高于属于那些拥有外在诸善超过需求而在德性方面却不及的人。斯多葛派的伦理学家认为，宇宙本性即人的本性，只有德性才是有价值的、令人幸福的。芝诺第一次提出了"责任"的概念，他认为人只有对他人、对国家负有责任才能获得德性。康德认为，人固然是感性的，但人和动物的区别不在于感性欲望，而在于理性。人是有善良意志的，善良意志是一种理性。义务就是遵照源自善良意志的、具有普遍必然性的道德法则行事。罗尔斯认为，人要尊重他人在实现自己的能力和道德人格方面的要求，每个人自我实现的权利都是平等的，不能因集体的利益而去牺牲个人的权利。"正当是优于善的"，人们的欲望和志向从一开始就要受到正义原则的限制，即人们在功利、快乐或者人的优越性发挥的时候，不得侵犯他人的自由和权利。

二、义务论的特征及其作用

（一）特征

一是注意行为本身，强调以行为动机作为评价人行为善恶的尺度；二是强调道德行为的本质和出发点是自律，侧重社会伦理现象的内在机制，崇尚道德的内在价值，即从道德主体的内部世界寻找道德的约束力和推动力；三是强调义务的根源是人的善良意志；四是强调道义论不是立足于个人的利益，而是立足于全社会的、人民大众的、长远的或根本的利益的理论。

（二）作用

义务论有利于提高护理人员对道德责任的认识，有利于促进护理人员勤奋进取，有利于明确社会对护理人员的基本要求，有利于调节护理人员与患者、他人、社会的关系。

三、义务论的历史意义

义务论属于规范伦理学，对护理伦理学有着举足轻重的影响。从护理伦理学的发展过程来看，很长时间是以义务论为主轴的。无论是古希腊的《希波克拉底誓言》还是孙思邈的《大医精诚》都是建立在义务论基础之上的。义务论把医护人员为患者服务当作某种绝对的义务和责任，其主要出发点就是医护人员的善良动机和为人类服务的信念，在医学发展过程中，义务论对医疗护理实践起着巨大的作用。

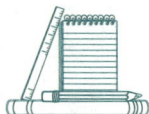

四、义务论在护理伦理学中的应用

义务论对护理伦理学的作用主要在于弥补美德论无法确认美德自身合理性的缺陷，为美德本身提供前提和基础，同时确认社会对护理职业的道德职责要求。义务论在护理伦理学中的运用体现在以下三个方面。

1. 义务论为美德原则提供理论前提和基础　美德论最大的理论困难在于将美德看作是与生俱来的，因此，美德论无法确认美德理论的合理性。而义务论则确认美德是人们长期履行道德义务的结果，义务乃是凭借人的"善良意志"履行对社会和他人的职责。从这个意义上讲，义务论成为美德论的理论前提。义务论对美德论的理论支持，使美德论更具有合理性和现实性。

2. 义务论明确了护士必须恪守的职责　义务论本质上是要确立"我应该做什么"的道德规则，应用到护理伦理学中，就要结合护理实践活动特点，规定护士应当恪尽的职责。例如，护士应当承担救死扶伤、维护健康、提高生命质量等义务，应当履行对社会的义务等。医学上的义务论都是以患者的健康为宗旨，将治病救人当作自己的首要义务和责任。中、西方的医德传统都充满了这种人道主义精神。孙思邈将医学定位为"仁术"，赋予医学以仁慈至善的精神内涵，他认为，学医者必"先发大慈恻隐之心，誓愿普救含灵之苦"。

3. 义务论强化了护理伦理学的动机因素　义务论的理论重点就是强调道德义务和道德动机的至上性、绝对性、纯粹性，因此，对道德个体行为进行道德评价时，尤其看重行为动机的正当性和纯粹性。这在客观上要求护士的具体行为必须从纯粹的高尚动机出发，有利于遏制将个人不正当欲望合理化的心理冲动，提高护士对患者和社会的道德责任感。正是因为义务论侧重于强调护士的道德责任，护士的道德形象才被社会所认同并给予广泛的尊敬。当然，对动机过度强化，在实践中也出现了一些问题，还需要通过效果论的纠偏，使义务论更具有广泛的解释力。

项目五　功利论

在现代医疗护理实践中，所采取的医疗护理行为不仅本身要符合道德原则，要具有良好的动机，而且要考虑行为的后果。

一、概述

（一）功利论的含义

功利论（或称功利主义）与义务论是相对立的伦理学说，是一种以实际功利或效用作为行为原则和评价标准的伦理学说。功利论者把行为的评价结果作为对人们的行为进行善恶评价的依据，离开行为对人们的效果就不可能有道德上的善恶。功利主义强调确定的道德规范必须坚持效用原则和为最大多数人做最大的善事。

功利论伦理思想是伴随着资本主义的发展，逐渐形成和完善起来的。资本主义市场经济的突出特点是对利益的追逐，功利论的产生正是对资产阶级追逐利益行为的伦理学辩护。18 世纪以后，以霍布斯为首的英国经验利己主义和以休谟、亚当·斯密为代表的"合理利己主义"是功利论的雏形。19 世纪，英国伦理学家边沁和密尔提出了"最大多数人的最大幸福"的道德原则，对功利论作了系统的、严格的论证。

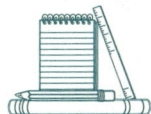

（二）功利论的内容

在护理道德中，功利论主张护士的行为须以满足患者和社会大多数人健康利益为标准，其内容包括：一是满足患者的健康功利需要并置于首位，同时医院及护士的正当利益要得到理解、肯定，其物质、精神需要得到逐步满足；二是满足社会大多数人的健康功利需要。在卫生资源有限的情况下，如果个体患者与社会大多数人健康功利的需要发生矛盾，在尽量保障每个患者的基本卫生保健需要的前提下，只能按医学标准和社会价值标准来分配稀有卫生资源，并使没有获得稀有卫生资源的患者的损失降到最低限度。

二、功利论的类型

功利论因其只注重行为的后果而遭到其他伦理学家的强烈批评，曾一度遭到冷落。但 20 世纪中期以后，资源的短缺、对社会效用的关注，以及社会整体思想发展的形成使功利论重新焕发生机，并形成了许多新的流派，最具影响性的是行为功利主义和规则功利主义。

（一）行为功利主义

行为功利主义者主张，行为的道德价值必须根据最后的实际效果来评价，道德判断应该是以具体情况下的个人行为的经验效果为标准，而不是以它是否符合某种道德准则为标准，它将效用原则直接应用于特定条件的特定行为，以判断哪一种行为是对的。

（二）规则功利主义

规则功利主义是将效用原则应用于行为的规则系统，由规则来判断行为道德与否。即道德判断不是以某一特殊行为的功利效果为标准，而是以相关准则的功利效果为标准。规则功利主义者认为，每个人都应当始终遵循会给一切有关联者带来最大好处的规则。

三、功利论的伦理意义

在护理实践中，功利论有助于护士树立正确的功利观，重视患者和社会人群的健康功利，合理利用卫生资源，避免浪费。同时，功利论肯定了护士正当的个人利益，有利于调动护士的工作积极性。理论上，功利论避免了义务论只强调动机，忽视效果的道德评价方式所带来的一些现实问题。

但是，不可否认，功利论对效果在道德评价中作用的过分强调，也割裂了道德行为评价中动机与效果的辩证统一关系，难免导致道德评价中的片面性。在现实生活中，功利论容易导致以功利的观点对待生命，并容易导致产生偏重个人利益、局部利益、暂时利益和经济效益而忽视集体利益、长远利益和社会效益的思想和行为，从而忽视全心全意为人民健康服务的宗旨及医疗卫生机构不能只谈经济效益的原则。因此，功利论的应用应注意检查价值导向的正确性。

四、功利论在护理工作中的应用

按照功利论，护士在判断或进行行为选择时，应以患者和社会多数人的利益为重，同时兼顾护士个人的正当利益和医院利益，这有利于将有限的卫生资源按照符合社会整体利益的方向进行分配，避免浪费。同时在护理实践中，功利论的主要观点有助于护士树立正确的功利观，促使护士将患者和社会人群的生命健康利益放在首位，在肯定医护人员正当利益的前提下，尽量满足被服务者的利益，平等善良地对待每一位患者。但是，护士在实践过程中进行伦理决策与判断时要充分认识到功利论的缺陷，避免滑向"重利轻义"的极端，防止因过分注重眼前利益而忽视长远利益和重大利益。

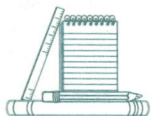

案例分析

一位 5 岁女孩患肾炎继发肾功能衰竭住院 3 年，一直做肾透析，等候肾移植。医生与父母商讨，同意家人进行活体移植。经检查，其母因组织类型不符被排除，其弟年纪小也不适宜，其父中年、组织类型符合。医生与其父商量作为供者，但其父经一番思考决定不做供者，并恳请医生告诉他的家人他不适合做供者，因他怕家人指责他对子女没有感情，医生虽不大满意还是按照他的意图做了。

问题：

1. 医生的做法道德吗？

2. 其父的做法对吗？从伦理角度进行分析，并说明理由。

小结

现代医学护理服务越来越不能离开伦理的参与，更重要的是，医护人员的职业生涯也越来越依赖于伦理理论的指引。护理伦理学的理论基础是由生命论、人道论、美德论、义务论和功利论这些基本理论构建而成。其中生命论是关于伦理学中善待生命的理论；人道论是关于维护患者利益的理论；美德论是关于成为优秀护理人员的理论；义务论是关于护理人员行为判断标准的理论；功利论是关于维护绝大多数人利益的理论。

复习思考

1. 简述医学人道主义的核心内容。

2. 在护理实践中，护理人员应该具备哪些美德？

3. 某医院急诊科收治一名脑出血患者进行开颅手术，术后连夜送至重症监护室。重症监护室护士刘某认真仔细护理患者，随时监测生命体征，应对病情一切变化，以提高抢救成功率为目标。次日凌晨 4 时，护士发现患者出现呼吸急促达 32 次 / 分，脉搏快而弱，血压低至 60/40mmHg，双侧瞳孔不等大，她预感患者可能为颅内出血，一边迅速向值班医生报告，一边打开呼吸机，做好第二次手术的一切准备工作。故二次开颅手术进展及时顺利，证实了患者脑部又有一动脉破裂出血，由于发现早，医护密切配合，手术成功，患者得救。请对护士刘某行为作出道德评价。

扫一扫，查阅
复习思考题
答案

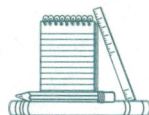

模块四　护理伦理学的规范体系

> **知识目标**
>
> 1. 掌握护理伦理学基本原则的内容和要求、护理执业中的具体伦理原则的内涵和要求、护理伦理学基本范畴的内容和要求。
>
> 2. 熟悉护理伦理学基本规范的内容。
>
> 3. 了解护理伦理学基本原则的特点、护理伦理学基本规范的含义和作用。
>
> **能力目标**
>
> 能够综合运用护理伦理学的原则、规范和范畴规范护理职业行为，并能辩证地分析、解决护理工作中的实际问题，做出最优选择。
>
> **素质目标**
>
> 培养辩证的伦理思维、责任担当意识和全心全意为人民身心健康服务的理念。

案例导入

一位年轻未婚女患者的隐瞒

一位年轻未婚女子因子宫出血过多来院治疗，主诉出血过多与月经有关，并否认有性经历。在与护士建立良好关系后，告诉护士，本次出血过多是源于私自服用流产的药物，由于不好意思，故对医生隐瞒，并嘱咐护士替她保守秘密。

问题：此时护士应该如何决策？

护理工作是整个医疗卫生工作的重要组成部分，护理伦理学是医学伦理学的重要组成部分。随着医学模式的转变和整体护理的实施，对护理工作和护理人员，提出了更高、更全面的要求。一个合格的护理人员，不仅要掌握精湛的护理技术和广博的护理知识，还应具备高尚的道德情操。因此，掌握护理伦理的原则、规范和范畴，对护理工作者具有重要的现实意义。

项目一　护理伦理学的基本原则

护理伦理学的基本原则是护理伦理规范体系的总纲，是广大护理工作者在护理实践中建立正确的道德观念和处理各种人际关系的根本指导原则，贯穿护理工作的始终。

一、护理伦理学基本原则的内容

20 世纪 80 年代，我国医学伦理界学者提出："救死扶伤，防病治病，实行社会主义医学人

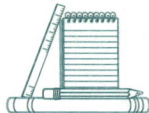

道主义，全心全意为人民的身心健康服务。"明确了社会主义医学伦理学的基本原则，也即护理伦理学的基本原则。内容相互联系，不可分割，在护理伦理学规范体系中处于首要地位，起着主导作用。

二、护理伦理学基本原则的特点

（一）层次性与统一性

社会主义护理伦理基本原则的内容中，"救死扶伤、防病治病"是基本层次；"实行社会主义医学人道主义"是中间层次；"全心全意为人民的身心健康服务"是最高层次。这三个层次之间相互作用，相互影响，体现了统一性。实现"全心全意为人民的身心健康服务"的重要途径和手段是"救死扶伤、防病治病"，"实行社会主义医学人道主义"则体现了"全心全意为人民的身心健康服务"的内在精神，前两个层次的目标都在于实现"全心全意为人民的身心健康服务"。

（二）现实性与理想性

"全心全意为人民的身心健康服务"，在我国现有的政治、经济、文化等客观基础和有利条件下，通过努力是可以达到的，这是一个现实要求，具有现实性；同时，它又是护理伦理学的最高目标，具有一定的理想性。作为护理工作者，"全心全意为人民的身心健康服务"是我们需要追求的护理道德目标，所以，它是立足于现实而又高于现实的护理伦理目标。

（三）历史性与时代性

"救死扶伤、防病治病，实行社会主义医学人道主义，全心全意为人民的身心健康服务"这样的护理伦理原则，既批判继承了传统的医学人道主义、资产阶级人道主义思想，又注入了社会主义的新内涵；既继承了生命神圣的思想，又融入了当代生命质量、生命价值的思想；既体现了传统护理伦理的根本内容，又反映了当代护理伦理学发展的特点和趋势，体现了历史性和时代性的统一。

三、护理伦理学基本原则的要求

（一）"救死扶伤，防病治病"的要求

"救死扶伤，防病治病"是医疗卫生工作的中心任务和基本内容，也是医护人员的重要职责，是医护人员"全心全意为人民身心健康服务"宗旨的具体途径和有效手段。

"救死扶伤，防病治病"对护士提出了以下要求。

1. 正确认识护理职责 护士的基本职责是增进健康、预防疾病、恢复健康、减轻痛苦，这充分体现了新时代护理实践的特点和要求。

2. 刻苦学习，积极实践，不断提高技术水平 护士要想完成救死扶伤、防病治病的任务，就必须努力学习，扎实掌握现代护理科学知识和技术。

（二）"实行社会主义医学人道主义"的要求

"医学人道主义"是贯穿医护伦理学发展始终的理论基石，也是古今中外医德传统的精华。"实行社会主义医学人道主义"体现出在社会主义制度下，对人的生命价值的尊重和人格的重视。

"实行社会主义医学人道主义"对护士提出了以下要求。

1. 尊重人的生命价值 生命的不可逆性使人的生命具有至高无上的价值。护理人员只有尊重人的生命价值，才能真正做到珍惜生命、尊重生命，对处于不幸、痛苦、灾难中的患者，给予

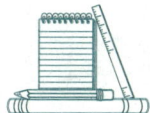

同情、关心、爱护，并竭尽所能地去救治他。

2. 树立新的医学模式观念 20世纪50年代以来，生物医学模式开始了向"生物－心理－社会"医学模式的转变。新医学模式不仅重视人的生物生存状态，而且更重视人的社会生存状态，把人看作具有生物属性和社会属性的人，强调人的权利、人格和尊严。

（三）"全心全意为人民的身心健康服务"的要求

"全心全意为人民的身心健康服务"是护理伦理学的基本宗旨，是护理工作的出发点和归宿。护理人员必须明白护理工作的服务对象是谁、服务目标是什么、服务态度要如何。①服务的对象，不是少数人，而是广大人民群众；②服务的目标，不仅为人民群众的躯体健康服务，还要为他们的心理健康服务，达到身心整体健康；③服务的态度，是要全心全意，即工作要认真负责，一丝不苟，不怕困难，任劳任怨。

"全心全意为人民的身心健康服务"对护士提出了以下要求。

1. 正确处理好个人与患者、他人和社会之间的关系 在护理工作中，护士应该把患者、集体和社会利益放在首位，当个人利益与患者、集体、社会利益发生矛盾时，应以患者利益为重，应以集体利益为重，应以社会利益为重，维护和保卫人民的身心健康。

2. 树立群众观点，热爱人民，关心人民 要想实现全心全意为人民身心健康服务，护士必须树立"以人为本"的理念，时刻关注人民群众的健康和痛苦，把为人民群众解除疾病痛苦当作自己的职责，具有为全人类的健康事业而英勇献身的高尚情操。

知识链接

世界人道主义日

2003年8月19日，联合国巴格达办事处遭到汽车炸弹袭击，造成包括联合国特使德梅洛在内的22人死亡，150多人受伤。为纪念在此次炸弹袭击事件中逝去的工作人员，2008年12月，联合国大会通过决议，决定将每年的8月19日定为世界人道主义日。

世界人道主义日的设立，一方面，旨在增进公众对世界各地人道主义援助行动及国际上在此方面合作重要性的认识；另一方面，是向所有人道主义者及那些为促进人道主义事业而献出生命的工作人员表示敬意。

项目二 护理执业中的具体伦理原则

20世纪80年代初，比彻姆和查尔瑞斯在《生物医学伦理学原则》一书中提出的护理伦理学的四个基本原则：不伤害原则、行善原则、自主原则与公正原则，被国际上广为接受，用来指导护理行为，也是护士进行护理行为选择的一个主要辩护依据。随着医学的不断发展，现代医疗模式从单一的生物医学模式向"生物－心理－社会"医学模式的转变。因此，作为护理人员，除了需要具有专业的护理操作技能，还必须将心理学、社会学、伦理学等多学科的最新成果引入护理实践中，以"为人民服务、患者至上"为宗旨，建立新型的护患关系，才能做好护理工作。

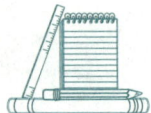

一、自主原则

（一）含义

自主就是"自己做主"，是自我选择、自主行为或依照个人意愿做自我的管理和决策。

自主原则的含义是指尊重患者自己做决定的原则，是医护人员在为患者提供医疗照护活动之前，事先向患者说明医护活动的目的、益处及可能的结果，然后征求患者的意见，由患者自己决定。

自主原则承认患者有权根据自己的考虑就他自己的事情做出合乎理性的决定，适用于能够做出理性决定的人，但对自主能力减弱、没有自主能力的患者如婴儿、严重智障者、昏迷患者等，不但不应该授予自主权，反而需要加以保护、监督与协助。

（二）应用

1. 医疗护理自主权　是指医护专业人员在医疗护理工作中的自主权。

（1）医主的概念　医主是指医务人员为了患者的利益，替患者做主。根据是否征求患者或家属意见可分为全医主和半医主。全医主是指在重大的医疗决策上，事先不征求患者的意见，完全由医护人员全权为患者作出决定。半医主是指在重大的医疗决策上，在征得患者家属的同意或授权基础上，由医护人员做出原则性决定。

（2）医疗护理自主权的行使　自主原则是将患者自我决定视为医务人员处理医患、护患关系的最高价值。伦理学者认为，医护人员与患者之间的关系是一种伙伴关系，这种支持性的伙伴关系，需要医护人员与患者一起参与，以增强患者的自主性。所以，患者自己做决定的时候，医护人员除了要协助患者了解医疗情况，提供有关资料，还要传达个人的价值观，以及他对此伙伴关系的关注与投入，以协助患者考量他个人的价值观，并完成自我决定的目的。医主的目的是维护患者的权益，所以是否行使医疗护理自主权及如何行使，应事先评估了解患者的情况与处境，尤其应重视患者本身的价值观、目的与治疗计划的关系，在执行方法上留有余地。

（3）患者自主权　是指患者自己做决定的权利。患者有权选择接受或拒绝医务人员的医疗护理方案，这是患者自主权的表现。但是，患者的自主权不是绝对的，当遇到下列情况，医方做主合理又必须：①患者昏迷/病情危重，需要立即抢救，来不及获取患者家属的知情同意；②患者患不治之症，本人和家属将治疗权全权授予医方；③患者患有对他人和社会有危害的疾病而有不合理要求和做法时；④患者及其家属错误的决策明显导致危害患者的健康和生命；⑤患者的自主权以不违背法律、法规、政策、社会公共利益为前提。

2. 自主原则对护理人员的要求

（1）尊重患者知情同意和选择的权利　自主原则中最能代表尊重患者自主的方式是知情同意。在医疗护理实践中，具有法律效力的同意是知情同意，即患者或法定代理人在获得医护人员提供足够的信息及完全了解的情况下，自愿同意或允许给予某些检查、治疗、手术或试验。因此，为了使患者能充分行使同意权，医护人员应以患者或其法定代理人可以理解的用词，详细向其解说必要和重要的资料或信息。

（2）切实履行责任，协助患者行使自主权　自主原则要求护理人员尊重患者的自主权，承认患者有权根据自己的考虑就自己的事情做出合乎理性的决定，切实履行责任，协助患者行使自主权。护理人员有责任向患者提供选择的信息，并帮助患者进行诊疗护理活动方案的选择。对于缺乏或丧失自主能力的患者，护理人员应当尊重患者家属、监护人的选择权利。但是，如

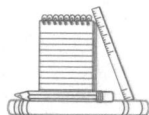

果这种选择违背丧失自主能力患者的意愿或利益，护理人员不能听之任之，而应向患者单位或社会有关机构寻求帮助，以维护患者的利益。

（3）正确行使护理自主权　如果患者处于生命的危急时刻，出于对患者利益的考虑和护理人员的责任，护理人员可以本着护理专业知识行使护理自主权，选择恰当的护理措施。如果患者的选择对自身、他人的健康和生命构成威胁或对社会产生危害，如传染病患者拒绝隔离，护理人员有责任协助医生对患者的自主权加以限制。

二、不伤害原则

南丁格尔要求护士："勿为有损之事，勿取服或故用有害之药。"不伤害原则是护士从事临床工作必须遵循的伦理原则，它要求护士在为患者提供护理服务时，不使患者身心遭受伤害，养成敬畏生命、在护理中谨慎执业的职业意识及职业作风。

（一）含义

不伤害原则也称无伤原则，是指不给患者带来原本可以避免的肉体和精神上的痛苦、损伤、疾病甚至死亡。简言之，就是不做伤害患者的事，不将患者置于可能受伤害的危险情境中。

（二）应用

1. 不伤害原则的临床意义

（1）不伤害原则不是一个绝对的原则　不伤害原则不能简单地理解为其目的是强调使患者获得较多的益处或预防较大的伤害。临床工作中，有时无法避免地会给患者带来身体或心灵的伤害。

（2）不伤害原则是"权衡利害原则"的运用　不伤害原则要求医护人员对诊疗照护措施进行危险与利益分析及伤害与利益分析，要选择利益大于危险或利益大于伤害的行为，即"两害相权取其轻"。

（3）不伤害原则是双重效应原则　不伤害原则要求医护人员意识到，某一行为的有害效应并不是直接的、有意的效应，而是间接的、可预见的效应。例如当妊娠危及胎儿母亲的生命时，可进行人工流产或引产，这种挽救母亲生命行为的后果是直接与有益的效应，而造成胎儿死亡是间接的、可预见的效应。这种情况下对胎儿所产生的伤害在伦理上是能够得到辩护的。

2. 不伤害原则对护士的要求

（1）要求护士培养维护患者健康和利益的工作动机和意向。

（2）积极了解评估各项护理活动可能对患者造成的影响。

（3）重视患者的愿望和利益，对其合理的愿望或利益尽量予以满足。

（4）提供应有的最佳照护，尽力提供最理想的护理手段。

三、公正原则

（一）含义

公正是指公平、正义。广义的公正是依据全体成员的利益，行使符合社会公认的道德标准。狭义的公正主要是调节个人之间的利益关系。护理工作中的公正原则是指在护理实践中对于有同样护理需求和支付能力的患者给予同样的护理待遇。公正原则主要体现在人际交往的公正与医疗卫生资源分配的公正两个方面。人际交往的公正是指患者之间拥有平等的人格权利与尊严，护士不能因患者的年龄、性别、外貌、贫富、地域、民族和宗教信仰等不同而区别对待；医疗卫生资源分配的公正是指在宏观分配和微观分配时应以公平优先、兼顾效率为基本原则，优化

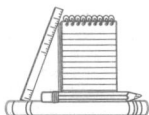

配置和合理使用医疗卫生资源。

（二）应用

1. 稀少医疗资源的获取和分配 有些医疗资源是无法充分供应的，当这种情况发生时，一方面必须想办法取得更多的医疗资源，另一方面应该对医疗资源做出最合理的分配。

医疗资源可分为人的资源和非人的资源两类。人的资源是指直接获自人体的，如血液、骨髓、移植的器官等。非人的资源是指由人工制造的，或在自然界发现的，如药物、人工器官、呼吸机及其他医疗设备等。原则上，获得非人的医疗资源比较容易，只要有钱基本就能买到。不过，有时候如果出现供不应求的情况，也会发生分配上的问题。

（1）稀缺医疗资源的获取 为了获取更多的器官以救活更多人的生命，世界各国一般采用三种政策，即赠予、交易和拿取。

（2）稀少医疗资源的分配 分配的程序应分两个阶段进行。第一阶段是要将申请者的范围缩小至可操作的人数。只有因获得这一稀少资源而可能得到效益的那些人，才应该认真考虑是否纳入。第二阶段可依据成功概率因素、预期寿命因素、依赖人口因素、未来潜在贡献因素、过去贡献因素五个准则以确定最后可获得某项资源者。如果经两个阶段仍不能产生最后的资源使用者，则采取随机抽样的方法决定。

2. 公正原则对护士的要求

（1）公正原则要求护士应平等地对待患者 在护理服务中，护士要树立平等观，平等待患，一视同仁，尊重每一位患者的人格和平等的基本医疗照护权，任何患者的正当愿望和合理要求应予以尊重和满足，尤其是对老弱病残孕等弱势群体，应给予更多的关怀。

（2）公正原则要求护士公平分配医疗资源 医疗资源的分配包括宏观分配和微观分配。宏观分配要努力保证全体社会成员都能公平有效地享受基本医疗服务；微观分配则根据医学标准、社会价值标准、疗效标准、家庭角色标准、科研价值标准、预期寿命标准等综合权衡、比较后作出选择，以确定稀缺卫生资源享用者资格，努力维护患者平等的医疗护理权利。

（3）公正原则要求护士应公正地解决矛盾纠纷 护士在护患纠纷或医护矛盾的处理中，应站在公正的立场上，坚持实事求是，避免利益冲突，不应受自身利益所左右。

四、行善原则

（一）含义

行善即做善事，行善原则是指医护人员对患者直接或间接履行仁慈、善良和有力的德行。行善原则主张为了患者的利益应施加好处，它可分为积极和消极两个方面。积极方面是指促进或增进患者的健康，消极方面是减少或预防对患者的伤害。行善原则应包括四个原则：①不应施加伤害；②应预防伤害；③应去除伤害；④应做或促进善事。

（二）应用

行善是医护人员应该承担的责任、义务和权利，也是医护人员的美德。

1. 行善原则要求护理人员积极做对患者有益的事 这些事情包括采取措施，防止可能发生的危害；采取措施，排除既存的损伤、伤害、损害或丧失能力等情况；去做或促成对患者有益的事情。

2. 权衡利害大小，尽力减轻患者受伤害的程度 当诊断、治疗和护理采用的手段对患者利害共存时，要使这些措施和手段给患者带来最大的益处和最小的伤害。

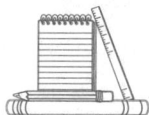

项目三　护理伦理学的基本规范

一、护理伦理学基本规范概述

（一）概念

规范是约定俗成或明文规定的标准。护理伦理学基本规范是指在护理道德基本原则的前提下，协调护理人员与患者、护理人员与各类医务人员、护理人员与社会之间关系应遵循的行为准则和具体要求，也是培养护理人员道德品质的具体标准。

（二）作用

1. 护理伦理规范对法律、纪律的调节范围和调节手段起到补充作用　所有法律、纪律的调节范围都是有限的，例如护士举止不够文雅、与患者的交谈态度生硬、对患者的护理不够尽心甚至造成痛苦，由于这些行为一般不会造成严重的后果，所以，法律、纪律一般无法约束。但是这类行为会在医疗护理实践中不同程度地影响人际关系，影响工作，所以必须用护理伦理规范加以调节和补充。

2. 护理伦理规范较全面、广泛地调节护理人际关系　护理伦理规范是护理伦理工作者在长期的护理实践中总结概括出来的，它对于调整护理实践中的人际关系、对于加强护士的思想道德建设、提高业务水平及护理工作的开展等，都起着非常重要的作用。

（三）形式

护理伦理学的基本规范是对人们长期医疗护理实践中的道德行为的总结与概括。它与当时社会的道德理念、风俗习惯相适应，规定"哪些应该做""哪些不应做"，以"应该做什么""不应该做什么""如何做"的形式出现。它比护理伦理学原则更为直接和具体，由医疗卫生等部门颁布执行。由于其直接指导护士的护理行为选择，多采用简明扼要，易于记忆、理解和接受的形式，主要有戒律、宣言、誓言、誓词、法典、守则、行为规范等形式。其中，戒律是比较古老的形式，如陈实功的《医家五戒十要》是通过应该做什么或不应该做什么的方式对护士提出伦理底线要求；护理宣言、誓言等强调护士的职业精神与职业要求，如《南丁格尔誓言》《中国医学生誓词》等，通过宣誓的仪式给学生一种神圣感与使命感，激发其内心履责的决心和信心；护理法典、守则等是对护理职业精神理性认知的结果，如《护理伦理学国际法》《国际护士守则》《21世纪中国护士伦理准则草案》等都更加强调护理专业伦理，具有权威性和科学性。

二、护理伦理学基本规范的内容

根据2016年国家卫生和计划生育委员会制定的《医务人员医德规范实施细则》，结合护理实践，可将护理伦理学基本规范的内容归纳为以下几点。

（一）热爱专业，自尊自强

热爱护理专业，忠诚护理事业，这是护理工作者应有的、首要的道德品质，也是做好护理工作的动力和信念。随着医学科学事业的发展，护理专业在卫生、医疗、预防保健中，具有更加重要的社会意义，它是一项直接为人民健康服务的高尚职业。护理人员应为投身这一事业而感到光荣、自豪，应兢兢业业，以饱满的热情投入工作，奉献出自己的全部精力。

多年来，护理界涌现出了大批道德高尚、技术精湛、全心全意为人民服务的先进人物。如

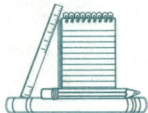

著名的护理学家王琇瑛、梁秀华、章金媛等，荣获了国际最高的护士荣誉奖——南丁格尔奖章。这些优秀护士的共同之处是：热爱护理工作，几十年如一日，在不同地区，在艰苦的环境中，在各大中小医院病房里，用她们辛勤的汗水，谱写了一曲曲救死扶伤、发扬社会主义人道主义的赞歌，塑造了护理工作者自尊、自爱、自强的光辉形象，从而促进了我国护理事业的不断发展。

护理人员对护理职业的热爱，是通过对护理工作的理解、对患者的热爱，忠实地履行对人民健康所承担的职责、无私奉献这一高尚的道德品质表现出来的。只有真诚热爱护理职业，并勇于为护理事业献身的人，才能真正掌握护理学科知识，不断提高自己的护理道德水平，担负起自己的历史使命，为人类的生命和健康作出贡献。护理工作是光荣、高尚和纯洁的职业，热爱它并为之奋斗终身，我们应感到无限光荣和自豪。

（二）认真负责，精益求精

护理工作肩负着维系人类健康、保护生命安全和延长人类寿命的崇高使命，护理人员工作态度的好坏直接决定着生命的去留。因此，护理人员要有高度的事业心和责任感，把患者的安危放在首位。

每个护理工作者都要意识到自己必须对患者的健康、安全和生命负责，以严肃的态度、严格的要求、严谨的作风对待各项规章制度和执行各项操作规程。执行医嘱时要严格做到"三查七对"，对医嘱有疑问时，要及时提出。工作时要做到"五勤"，即脚勤、眼勤、手勤、脑勤、口勤。做到勤于巡视病房；勤于观察病情变化及治疗护理效果；勤为患者解决问题，满足患者需要；勤于思考，有计划、有步骤、有条理地处理各种问题。

如果没有过硬的业务本领，没有认真负责的态度，很难达到以上要求。所以，护理人员要勤奋学习、精益求精、不断进取，才能在任何护理工作面前运用自如，及时有效处理问题，使患者早日康复。

（三）尊重患者，一视同仁

尊重人、尊重人格、尊重人的尊严，关系到一个人的文化素养和文明习惯养成。尊重患者就是要尊重患者的人格，视患者为朋友、亲人。对患者的称呼应叫全名或尊称；坚决杜绝"脸难看、话难听、门难进"和"冷、推、顶"等不尊重患者现象；一视同仁就是要平等地对待患者。在当今社会，人与人之间的关系和地位是平等的，每个人的人格都应该受到尊重，患者也理应受到尊重。

（四）语言亲切，保守秘密

"良言一句三冬暖，恶语伤人六月寒"。语言既可治病，也可致病。在护理工作中，护理人员与患者接触最多，护士的一举一动、一言一行都直接影响着护患之间、护护之间、医护之间，以及护理人员与社会各类人员之间的关系，也影响着护理质量、护士自身的形象和医院的形象。护士的语言应文雅、和气、谦虚、优美、简明扼要，也可有些风趣和幽默感，切勿使用粗暴、简单、生硬、讽刺、挖苦等语言。

所以，护士应该注意自己的语言修养，学会恰当地使用语言，避免刺激性和消极暗示性的语言。同时要注意为患者保密，谨慎言语，不随便透露患者的信息及秘密。

（五）仪表端庄，举止大方

护理人员的举止应稳重，处处表现出训练有素。走路时，步态应轻、稳、快。遇到紧急情况时应冷静、沉稳、动作不慌张、有条不紊。姿态上，应文静、健康、有朝气，站姿及坐姿端庄自然，礼貌得体。仪态上，应整洁素雅，热情大方，不浓妆艳抹。上班时间穿着工作服，衣

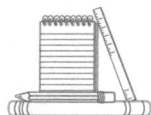

帽整齐，精神饱满，自信和蔼，亲切自然。总之，应该给患者留下温和愉快的感觉，使患者感觉护士易于接近、易于沟通，从而有利于护患关系的融洽。

（六）相互尊重，善于合作

护理工作的广泛性决定了护理人员与医院各部门有着密切的联系，要处理好与各部门的关系，要在一切有利于患者利益的前提下，互相尊重，互相学习，团结协作，共同提高。从而使患者得到优质的护理服务，达到最佳的护理效果。

现代医学规模庞大，分工精细，这就要求护理人员必须树立整体观念，顾全大局，相互理解，相互支持；重视同行的地位和作用，虚心向他人学习；尊重同行的人格，尊重他人的劳动成果，正确对待同行的缺点和错误；不要在患者面前议论或评论其他医务人员或有意无意贬低他人、提高自己；更不能在患者面前谈论他人工作的缺点，以免使患者丧失对医护人员的信任和治疗信心。

护士在护理工作中与同行是合作的关系，中老年护理工作者要关心、爱护青年护理工作者，青年护理工作者要尊重中老年护理工作者。只有这样，才能发挥护理团队的作用，提高护理的服务质量，保证护理工作各项任务的完成。

（七）遵纪守法，廉洁奉公

治病救人是医护工作者的天职，护理人员在任何时候都要遵纪守法、廉洁奉公，这不仅是一种美好的社会公德，也可使医护人员全心全意为患者解除病痛、传承祖国传统医德。①它是防病治病的前提条件：只有遵纪守法、廉洁奉公，才能充分发挥技术水平，公正地利用防治条件，取得最佳效果。②它是护理道德和风尚的重要内容：是否遵纪守法、廉洁奉公，反映着护理道德和风尚的水平。③它是优良的医护道德传统：唐代名医孙思邈说："凡大医治病，必当安神定志，无欲无求。"在经济迅速发展的今天，护理人员务必保持清醒的头脑，践行老一辈的倡导，以国家人民的利益为重，自觉维护医疗护理事业的崇高声誉。公正、公平地为患者服务，杜绝出现向患者及家属索要好处，以医谋私的失德行为。

知识链接

"有时，去治愈；常常，去帮助；总是，去安慰。"

——特鲁多

项目四　护理伦理学的基本范畴

一、护理伦理学基本范畴概述

（一）概念

护理伦理学的基本范畴是护理实践普遍本质的概括与反映，是护理伦理规范在护理活动中的具体应用。护理伦理学基本范畴可分为广义和狭义两种。广义的护理伦理学基本范畴是指护理伦理学这个学科所使用的基本概念；狭义的护理伦理学基本范畴是指构成整个护理伦理准则体系的第三个层次，而护理伦理学基本原则和规范则分别是护理伦理准则体系的第一个和第二个层次。

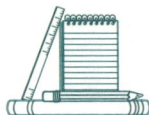

（二）意义

1. 有助于强化护士的伦理道德意识 护理伦理学基本范畴以护理伦理学基本原则、规范为基础和指导，是对护理伦理学基本原则与规范的必要补充和具体化。护理伦理学基本范畴是对护理行为中起关键作用的伦理道德意识的抽象与高度概括，具有通俗易懂、简单易记的特点。领悟护理伦理学基本范畴可以使护士将抽象的伦理道德意识与具体可行的护理实践相结合，从护理实践层面上体悟到伦理道德对护理行为的价值与意义，这对强化护士的护理伦理观念、强化护士的责任心具有重要作用。

2. 有助于提高护士的道德修养 护理伦理学基本范畴是将护理伦理学基本原则与规范要求从外在的他律约束转化为内在的自觉行为，有助于护士在实践中把握护理道德要求，开展护理道德教育，不断提高护士道德修养。

3. 有助于指导护士的护理伦理实践 护理伦理学基本原则、规范是社会对护士提出的客观要求，护士必须借助权利、义务、尊严、价值、良心、荣誉、情感、审慎等概念去感知和领悟这些客观要求，进而将其内化为自己的伦理品质，并最终运用于护理伦理实践中，为护理伦理决策提供理论依据。

二、护理伦理学基本范畴的内容

护理伦理学基本范畴的内容主要包括权利与义务、情感与理智、良心与荣誉、审慎与胆识、保密与诚信。

（一）权利与义务

权利和义务是护理道德范畴中最基本的一对范畴。护士和患者作为社会中的一员，承担着相应的社会角色，都是权利与义务的统一体，他们都享有一定的权利，也相应承担一定的社会责任和义务。

1. 权利

（1）护理伦理权利的含义 权利通常有两方面的含义：一是法律上的权利，即公民或法人依法行使的权力和享受的利益；二是伦理学所讲的权利，即伦理上允许行使的权力和应享受的利益。护理伦理权利是指患者对医疗护理卫生事业享有的权利及护理人员在护理工作中应有的权利。

（2）护理伦理权利的内容 包括患者的权利和护理人员的权利。

1）患者的权利：是指患者在患病就医期间所拥有的且能够行使的权力和应享有的利益，即患者的权益。在实践中，患者权利主要包括法律权利与道德权利。患者依法享有生命权、健康权、平等医疗权、疾病认知权、知情同意权、保护隐私权、因病免除相应社会责任权、诉讼索偿权等。

①生命健康权：这是患者最基本、最重要的权利，是指患者享有生命权和健康权。护士不能拒绝患者接受治疗和护理的合理要求。

②平等医疗权：要求护士平等对待患者，对每一位患者一视同仁。患者享有生命健康权，也应公正平等地享有医疗资源。

③知情同意权：知情同意是尊重患者自主性的具体体现，是指在临床诊疗过程中，护士为患者制订护理方案后，应向患者提供真实、充分的信息，特别是护理方案的依据、性质与作用，以及可能造成的损伤、风险与不可预测的意外等情况，让患者充分知情，并理性、自主地作出正确的选择。

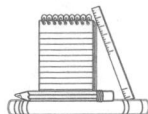

④隐私保护权：为了诊治的需要，患者有义务将自己与疾病有关的隐私如实地告知医务人员，但患者也有权维护自己的隐私不受侵害，要求医护人员须保护患者的隐私。

⑤监督医疗权：患者有权对医疗活动的合理性、公正性等进行监督，有权对保护患者权益方面提出批评、咨询和建议。

2）护理人员的权利：包括护理人员的执业权和护理人员自身权利。

执业权：是护理人员从事护理工作，履行护理职责的权利，根据《护士条例》的规定，护士在执业过程中享有以下权利：①按照国家有关规定获取工资报酬、享受福利待遇、参加社会保险。②获得与其所从事的护理工作相适应的卫生防护、医疗保健服务。③按照国家有关规定获得与本人业务能力和学习水平相适应的专业技术职务、职称。④参加专业培训、从事学术研究交流、参加行业协会和专业学术团体。⑤获得疾病诊疗、护理相关信息。⑥其他与履行护理职责相关的权利。⑦对医疗卫生机构和卫生主管部门的工作提出意见和建议。

自身权利：我们强调护理人员要全心全意为患者服务，在履行对患者义务的同时，也强调维护护理人员自身的权利。护理人员自身的权利主要有：①被尊重的权利，即护理人员的人格和职业应该受到尊重。②获得合理报酬的权利。③保护安全执行业务的权利，即护理人员在执行业务时有权要求在安全和具有功能性设备的环境中工作，以保证自身及其他医护人员的安全与健康。

（3）护理伦理权利的作用

①护理人员明确了自身的权利之后，就能在医疗护理过程中正确行使自身的权利而不滥用，从而避免出现不道德行为。

②护理人员明确患者的权利之后，就能在医疗护理过程中尊重患者的权利并更好地维护患者的权利。

③护理人员明确了自身与患者双方权利之后，就能在医疗护理过程中与患者互相尊重，互相配合，提供高质量的护理。

④护理人员正当的护理伦理权利受到尊重和维护，可以提高护理职业的声誉和社会地位，也可以调动和提高护理人员履行护理伦理义务的积极性和主动性，从而有利于护理人员在维护和促进人类健康中发挥更大的作用。

2. 义务

（1）护理伦理义务的含义　护理伦理义务是指护理人员对患者、他人、集体和社会所承担的道德责任，也是患者、他人和社会对护理人员在医护活动中各种行为的基本要求。

（2）护理伦理义务的内容　护理伦理的义务包括患者和护士的义务。

1）患者的义务：①如实陈述病情的义务。②配合医疗机构和医务人员进行一切检查治疗的义务（遵守医嘱的义务）。③支付医疗费用及其他服务费用的义务。④尊重医务人员的劳动及人格尊严的义务。⑤遵守医疗机构规章制度的义务。⑥不影响他人治疗，不将疾病传染给他人的义务。⑦爱护公共财物的义务。⑧接受强制性治疗的义务（急危患者、戒毒、传染病、精神病等）。

2）护士的义务：《护士条例》中规定，护士应当履行以下义务：①应当遵守相关法律、法规、规章和诊疗技术规范的规定。②在执业活动中，发现患者病情危急，应立即通知医师；在紧急情况下为抢救垂危患者生命，应当先行实施必要的紧急救护；发现医嘱违反相关法律、法规、规章或者诊疗技术规范规定的，应当及时向开具医嘱的医师提出，必要时，应当向所在科室的负责人或者医疗卫生机构负责医疗服务管理的人员报告。③有义务参与公共卫生和疾病预

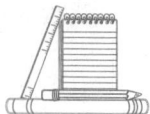

防控制工作。④发生自然灾害、公共卫生事件等严重威胁公众生命健康的突发事件，护士应当服从县级以上人民政府卫生主管部门或者所在医疗卫生机构的安排，参加医疗救护。

（3）护理伦理义务的作用　①护理人员明确护理伦理义务后就会增强自身的责任感，从而正确对待工作，端正服务态度，自觉地把为患者服务视为自己义不容辞的职责。②护理人员护理伦理义务观念的增强，可促使护理人员端正专业思想，热爱本职工作，从而为患者、社会提供更加优质的护理服务。③护理人员树立牢固的护理伦理义务观念，就会把该观念变成自己的内心信念、行为习惯，从而真正做到忠于职守、廉洁奉公，真正克服以医谋私的行为，纠正行业的不正之风。

（二）情感与理智

1. 情感

（1）护理伦理情感的含义　情感是人们内心世界的自然流露，是对客观事物和周围环境的一种感受反映和态度体验。

护理伦理情感是指护理人员对患者、他人和社会所持态度的内心体验。护理人员的道德情感是建立在对人的生命价值、人格和权利尊重的基础上，表现出对生命、对患者的尊重以及对护理事业的真挚热爱，是一种高尚的情感。

（2）护理伦理情感的内容　通常包括同情感、责任感、事业感。

①同情感：是每个护士应具有的基本情感。护士的同情感主要表现在对患者遭遇的不幸在情感上产生共鸣，急患者所急，痛患者所痛，竭尽全力帮助他们解除或减轻病痛，以高度的同情心给患者送去温暖和鼓励，给忧愁的患者送去安慰和帮助，给危重患者送去信心和力量。

②责任感：是同情感的升华，是较高层次的情感。责任感表现为对护理工作，对患者、他人和社会高度负责的精神和在工作中一丝不苟、严谨细致的工作作风，始终把维护患者的利益当成自己崇高的职责，真正实现全心全意为人民健康服务的道德原则。

③事业感：是责任感的升华，即把本职工作与发展护理事业紧密地联系在一起，把护理事业看得高于一切，并作为自己执着的终身追求，这是护士最高层次的道德情感。

（3）护理伦理情感的作用　有利于患者康复、促进和推动护理人员整体素质的提高、促进和推动护理科研和护理事业的发展。

①有利于患者康复：护理人员对患者的关怀和同情，需要通过自己的语言、行为和服务体现，护理人员要对患者有高度的同情心，提供热情周到的护理服务，以改善患者的精神状态，消除患者的焦虑、恐惧、悲观等情绪，这无疑是有利于患者康复的。

②有利于促进和推动护理人员整体素质的提高：高度的责任心和强烈的使命感，能激励护理工作者更加热爱自己的职业，不断学习新知识、新技术，为自身业务水平的提高勤奋工作。

③有利于促进和推动护理科研和护理事业的发展：强烈的责任感和事业心是激励护理人员投身护理事业的动力源泉，在护理工作者的共同努力下，护理科研和护理事业会不断发展创新，为人类的健康事业创造辉煌。

2. 理智

（1）护理伦理理智的含义　理智是指一个人用以认识、理解、思考和决断的能力，或辨别是非、利害关系及控制自己行为的能力。

护理伦理理智包含感知辨识情感优劣，从而控制、平衡自我情绪的较低层次的认知素质和自制能力，以及通过优化情感并整合于护理服务中的多元素质，为服务对象提供最佳服务的较高层次的决策能力和智慧素质。

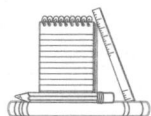

（2）护理伦理理智的内容　①及时调整自身情感：护士在护理实践中，应较好地控制自己的情绪，不能因为自身的不良情绪而影响对服务对象的护理，也不能把自身的不良情绪传染给服务对象，影响服务对象的身心健康。②理性护理服务对象：正确认识和对待服务对象的情感，在患者痛苦不堪、心态不良，或家属情绪亢奋、不冷静的情况下，坚持科学精神，保持理性、清醒的头脑，认真负责地、实事求是地对待患者。③调控优化护理环境：正确认识和对待周围的情感氛围，恪守科学原则和护理道德准则，抵制和排除种种不良情绪的蔓延。

（3）护理伦理理智的作用　①有利于医护过程中人际关系的和谐。②有利于最大限度地维护和保障患者的利益。

知识拓展

"最美逆行者"精神

新型冠状病毒感染疫情暴发时，医护工作者成为最美逆行者，他们不顾安危，坚守岗位，践行"敬佑生命、救死扶伤"之责，展现"有德有术、有情有义"之风。在紧急关头，他们诠释家国情怀、民族精神、团结互助与职业担当，彰显"逆行担当、顽强战斗、生命至上、千里驰援"的"最美逆行者"精神，激励全社会共克时艰。

（三）良心与荣誉

1. 良心

（1）护理伦理良心的含义　良心是人们对所负道德责任的内心感知和行为的自我评价及自我意识。它是道德情感的深化，是道德观念、道德情感、道德意志、道德责任在个人意识中的统一。良心的特点就在于它的内在性和自觉性，它不随外界的压力、监督、引诱而改变，是一种自觉的行动。

护理道德良心是指护理人员在履行对患者、他人和社会义务的过程中，对自己行为所负道德责任的自觉认识和自我评价能力。

（2）护理伦理良心的内容　①在任何情况下都要忠实于患者，维护患者的利益：护理人员的大多数行为是在患者不了解甚至失去知觉的情况下进行的，这就要求护理人员充分尊重患者的人格、价值和利益，不论有无监督，都要敢于承担医疗护理责任，这也是护理人员必备的、高尚的道德良心。②忠实于护理事业，具有为护理事业献身的精神：护理事业是一种以救死扶伤为特殊使命的崇高事业，这就要求护理人员不仅要抛弃个人私心杂念、名利地位，还必须有为护理事业奉献的精神。③忠实于社会：社会上的一些不良风气如请客送礼、行贿受贿等现象在医院依然存在，护理人员应依靠自己的职业良心唤醒自己的职业道德，自觉抵制不正之风，自觉维护白衣天使的纯洁美好形象。

（3）护理伦理良心的作用　①行为之前的选择作用：在护理活动中进行某种行为之前，良心会根据护理伦理义务的要求，对行为动机进行自我检查，对符合伦理要求的动机给予肯定，对不符合伦理要求的动机加以否定，从而做出正确的抉择。②行为之中的监督作用：在护理活动过程中，良心对符合护理伦理要求的情感、信念和行为给予支持、肯定；情况相反的，给予制止或否定，并及时调整行为方向，避免产生不良行为和影响，这就是良心的监督作用。③行为之后的评价作用：当护理人员的行为后果合乎伦理道德时，就会感到良心上的满足，精神上的欣慰和安宁；相反，当感到自己的行为不合乎伦理道德时，就会受到良心的责备，从而感到愧疚和悔恨。良心能起到很好的评价作用。

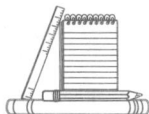

案例分析

　　某天，病房里发生了这样一幕：护士长带领一位临床实习护士给患者取静脉血化验，实习护士第一针未能穿刺进入血管，第二针又将血管刺破，正准备穿刺第三针，护士长将针要了回来，并问她："你有没有考虑过患者的感受？"实习护士带着一股羞愧离去了。

　　护士长抽血成功以后，对患者说："对不起，让您受苦了！"患者却不以为意地说："没有关系，培养学生也是我们应尽的义务。"

　　片刻，实习护士返回病房，羞愧地对患者说："我是实习生，由于技术不熟练给您带来了痛苦，请您原谅！"患者告诉学生："有点痛苦算不了什么，不过要记住：你们服务的对象是人，不是标本！"患者又说："不要紧张！我仍然支持你们的实习工作，技术会慢慢熟练的，我相信你将来会成为一名优秀的护士。"实习护士连忙道谢而后离去。

　　问题：请对护士长、实习护士和患者的行为进行伦理分析。

2. 荣誉

　　（1）护理伦理荣誉的含义　护理伦理荣誉是指护理人员履行了自己的职业义务之后，获得患者、他人和社会的赞许、表扬和奖励，以及个人的自我满足和欣慰。

　　（2）护理伦理荣誉的内容　①护理伦理荣誉是护理义务和职责、事业和荣誉的统一：护理伦理荣誉是建立在全心全意为人民身心健康服务基础上的，护理人员只要忠于自己的职责，热爱自己的事业，努力履行护理伦理义务，为人民身心健康作出贡献，就会得到人们和社会的赞扬与尊敬。②护理伦理荣誉是个人荣誉与集体荣誉的统一：个人存在于集体之中，集体是由个人组成的。任何荣誉都离不开集体的智慧和力量，离不开每个护理人员辛苦工作所作出的贡献。集体荣誉是个人荣誉的基础和归宿，个人荣誉是集体荣誉的体现和组成部分，两者辩证统一、有机结合。③护理伦理荣誉与个人主义虚荣心有本质的区别：虚荣心是个人主义的思想表现，它把追求荣誉当作奋斗的目标，当作攫取物质、权利和其他个人目的的手段和资本。护理伦理荣誉则把荣誉看作是社会和他人对自己过去工作的肯定，是对自己的鼓励和鞭策。因此，一个有荣誉感的人，在荣誉面前，谦虚谨慎，戒骄戒躁，继续前进，即使自己做出了成绩而未能得到应有的回报，甚至被误解时，也不改初衷，不懈努力，甘当无名英雄。

　　（3）护理伦理荣誉的作用　①荣誉对护理人员的行为起评价作用：荣誉是一种肯定的评价。护理伦理荣誉通过社会舆论的评价，表现出患者、他人和社会支持什么，反对什么，从而促使护士对自己的行为加以注意。②荣誉对护理人员的行为起激励作用：一旦树立了正确的荣誉观，护士就会把履行护理伦理原则、规范变成内心的信念和要求，形成内在的精神力量。社会舆论对护士的评价也会是一种无形的精神力量，护士若能从舆论中得到肯定和激励，会继续做好护理工作，不断进步争取荣誉。

（四）审慎与胆识

1. 审慎

　　（1）护理伦理审慎的含义　审慎即周密细致，是指人们在行动之前的周密思考与行动过程中的小心谨慎。它是一种道德作风，是良心的外在表现。

　　护理伦理审慎是指护理人员在内心树立起来的，在行动上付诸实践的详尽周密的思考与小

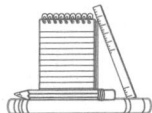

心谨慎的服务。

（2）护理伦理审慎的内容 ①语言审慎亲切：悦耳的语言具有保护安慰的作用，刺激性语言可加重病情，甚至危及生命。因此，在护理活动中，护理人员的语言要审慎，提倡语言美，并使语言具有安慰性和治疗性。②行为审慎严格：医护人员遵守各项规章制度和操作规程，在各个环节要做到认真负责、小心谨慎、严谨有序，每项操作要严格查对，认真核实，防止差错，杜绝事故，确保患者的安全和治疗效果。

（3）护理伦理审慎的作用 ①有利于提高护理质量：对治疗、护理工作审慎认真，养成良好的护理作风，从而加强责任心，避免因疏忽大意、敷衍推责而酿成护理差错或事故，最大限度地保证患者的身心健康和生命安全。②有利于护理人员不断提高自身的道德修养：做到任何情况下，都能坚持护理伦理道德要求，排除私心杂念，认真为患者服务，从而逐步达到"慎独"境界。

2. 胆识

（1）护理伦理胆识的含义 胆识即胆量与见识。胆量是不怕危险、敢担风险。见识是指接触事物要扩大所见所闻及对事物的认识、判断能力。

护理伦理胆识就是要求护士在具有崇高的医德品质、广博的护理知识和精湛的护理技术的根本前提下具有不畏困难、敢担风险、勇担责任的勇气。

（2）护理伦理胆识的作用 一个称职的护士，工作中既要审慎，也应有必要的胆识。工作中，必要的胆识可以避免患者受到恶性刺激，维护其自尊心、自信心，充分调动其抗病能力及战胜疾病的勇气。护理伦理胆识也有利于维护患者权益。若患者在危急时刻需要抢救或手术，即使患者本人或者家属反对，医护人员也应本着生命权和健康权高于一切的原则，敢担风险，勇担责任，在危急时刻选择最佳的治疗手段，从而最大可能地维护患者权益，保障患者生命安全。

（五）保密与诚信

1. 保密

（1）护理伦理保密的含义 保密即保守秘密，不对外泄露。

护理伦理保密是指护理人员要保守患者的秘密和隐私，以及对其采取保护性措施。

（2）护理伦理保密的内容 ①保守患者的秘密：护理人员对患者由于医疗需要而提供的个人秘密和隐私，不能随意泄露，这是医护人员最起码的职业道德品质，也是保护患者个人利益和安全的必要措施。护理人员有责任和义务采取有效的措施保证患者的信息安全和隐私。②对患者保密：在特殊情况下，因治疗的需要，患者的某些病情和可能会出现的不良后果，医护人员要对患者保密。但对家属和相关人员应如实讲明病情，避免纠纷发生。③对重要领导人物的病情保密：在特殊环境中，对党和国家、军队的重要领导人的病情，应予以必要的保密，以便稳定各方面有关人员的思想情绪，防止对生产、工作和军事活动产生不良影响。

（3）护理伦理保密的作用 ①保守患者的秘密，可以得到患者家属和相关人员的信任，有利于维护家庭、社会的稳定，促进家庭和睦与社会团结。②医疗保密可以避免患者受到恶性刺激，缓解患者紧张的情绪，以维护患者的自尊心、自信心，提高和调动患者自身的抗病能力和战胜疾病的勇气，促进患者早日康复。③有利于建立良好的护患关系，从而促进护理工作的开展和护理质量的提高，这也是我们的职业要求。

2. 诚信

（1）护理伦理诚信的含义 诚信即待人处事真诚、老实、讲信誉、言必信、行必果，一言

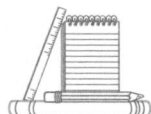

九鼎，一诺千金。护理伦理诚信是指护士在护理过程中及生活中均应做到言行一致，真诚无欺，言而有信。

（2）护理伦理诚信的内容　①护士要诚心诚意地为患者提供优质服务：护士对患者最大的诚信就在于工作中严格遵守各项相关法律、法规和规章制度，不仅要提供合理的技术服务，还要遵守医疗法规，确保医疗安全。②护士要以诚意和爱心来赢得患者的理解和信任：在护患交往过程中，护士应注意多与患者交流，对于患者的询问应该认真倾听、耐心解答，只有这样，才能增加与患者的互相理解，赢得患者的信任。③护士的诚信还表现在工作中的恰当使用善意的谎言：某些特定的情况，如对癌症患者做必要的善意的隐瞒，这也是对患者的尊重和关爱。

（3）护理伦理诚信的作用　①是构建和谐护患关系的一剂良方：诚信历来是中华民族的传统美德，这是人与人相互信任的基础，也是护理行业必须遵守的职业道德之一。护士只有诚信地对待患者，才能得到患者真正的信任，从而构建和谐的护患关系。②是树立护理行业良好形象的根本：对于任何一个行业，诚信是根本，对于护理行业更是如此。作为护士，应具有社会责任心，自觉做到守信用、讲道德，树立护理行业的美好形象。③是构建和谐社会的重要内容：构建和谐社会需要诚信，医疗机构在其中应发挥重要的作用，这就要求我们构建和谐的医患、护患关系，打造诚信的医疗环境。但由于当今社会对诚信的缺失，患者对医院缺乏基本的信任，如何树立诚信，也是我们需要思考的问题。

小结

护理伦理学规范体系是护理伦理学研究的重点对象与核心内容。在现代社会中，护理伦理学的基本原则、具体原则、规范和范畴，共同组成了护理伦理学规范体系。护理伦理学的具体原则主要包括自主原则、不伤害原则、行善原则和公正原则；护理伦理学的基本范畴涉及权利与义务、情感与理智、良心与荣誉、审慎与胆识、保密与诚信。正确理解和践行护理伦理基本原则、具体原则、规范和范畴，是全面培养护理伦理素质的根本课题。

实践活动

【辩论赛】

活动方式：组织一次关于"是否告知晚期绝症患者真实病情"的辩论赛。

活动目标：加深对护理伦理原则的理解。

活动步骤：①将学生分成两组，正方论点为"应该告知其真实病情"，反方观点为"应该隐瞒，不应该告诉其真实病情"。②通过广泛阅读教材及参考资料，正、反双方搜集支撑材料。③分组讨论，推选参辩选手。④由正、反方辩手进行辩论。⑤同学代表及教师进行点评。

复习思考

1.简述护理伦理的情感作用。

2.小琳，女，11岁，精神意识正常。因车祸需要进行截肢手术，手术前其父母找到医护人员，要求其不要告知女儿实情。

请思考：

（1）作为她的责任护士，你认为怎么处理最恰当？

（2）作为护士，在患者术后怎么做使患者利益最大化？

3.刘女士在某医院行剖宫产生育一个女婴，出院回家不久，刘女士发现自己的腹部隐隐作

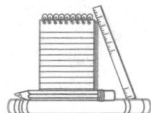

扫一扫，查阅
复习思考题
答案

痛，并持续 3 年。后经医院检查，怀疑是子宫平滑肌瘤。便到医院进行了切除手术，然而，当医生手术时惊讶地发现，让刘女士疼痛三年的并不是什么肌瘤，而是已经腐烂的医用纱布。

请思考：

（1）医护人员违背了什么伦理原则？

（2）请用护理伦理学基本范畴相关内容分析此案例。

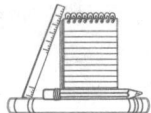

模块五　护理关系伦理

扫一扫，查阅本模块数字资源

知识目标

1. 掌握护患关系伦理规范。

2. 熟悉护患关系的内容及基本模式；影响护患关系的因素及造成护患关系紧张的因素。

3. 了解护际关系和护社关系伦理规范。

能力目标

1. 能够正确运用护患关系伦理规范分析临床工作的护患关系问题。

2. 能够将护理人际关系的道德规范应用在临床护理工作中。

素质目标

具有基于护理关系伦理规范要求的处理护患关系的基本素质。

案例导入

一位刚入院患者的迷茫

李女士，50岁，小学教师，门诊以子宫平滑肌瘤收入院。她讲述她第一天入院的感受：上午，一名年轻的护士把我带到了病床旁边，叫我收拾好东西，并告诉我关于开饭、就寝及家属探视的时间后便转身离开。她究竟是谁？负什么责任？我一点儿也不知道。我呆呆地坐在床上，看着邻床一位刚刚做过手术的、正在呻吟的老太太，一边猜想着自己将如何接受治疗，等待医生为我检查。想出去买点东西又不敢离开。时间一点点过去了，没有人和我说一句话，心里渐渐烦躁起来，想问一下自己该干什么，医生是否要来检查，但看到护士们匆匆来去，看着一张张陌生的脸，想开口问问又咽了回去。感觉度日如年，不知道如何是好。

问题：

1. 刚入院的李女士有哪些需求？

2. 护理人员在临床实践中如何建立良好的护患关系？

在护理实践中，围绕着患者疾病的诊治与护理，护理人员与患者之间、护理人员之间、护理人员与其他医务人员之间，以及护理人员与社会之间存在着广泛的联系与接触。这些关系处理得好坏将直接影响和制约着护理工作的开展和护理质量的提高。因此，处理好这些护理关系，是护理伦理学研究的重要课题，对于维护患者和社会利益起着重要的作用，也是对护理人员的基本要求。

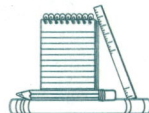

项目一   护患关系伦理

　　护患关系贯穿护理的全过程。在临床工作中，与患者接触最多的是护理人员。面对当前医患关系、护患关系日趋紧张的形势，怎样在护理工作中协调护患关系，减少摩擦与纠纷，已成为摆在护理工作者面前的重要课题。护理工作者只有不断规范护理行为、加强护患沟通，提供与社会进步、患者需求相适应的护理服务，才能有利于构建和谐的护患关系。

一、护患关系概述

（一）含义

　　护患关系是指护理人员与患者在医疗和护理活动中建立起来的人际关系，它包括护理人员与患者、患者家属、陪护人员、患者单位和组织等的关系。护患关系是护理实践中的一种专业性人际关系，是护理人际关系的主体和核心。

（二）内容及模式

　　护患关系的内容可归纳为护患技术关系和非技术关系两个方面。技术关系是非技术关系的基础，是维系护患关系的纽带；而非技术关系则是护患关系的重要内容，在很大程度上影响着护患关系的质量。随着医学模式的转变和人们自我素质的提升，在关注技术性关系及其带来的效果的同时，也需要关注非技术性关系。

　　1. 护患技术关系及模式　护患技术关系是指护患双方在护理技术实践中的行为关系。护患技术关系模式是以医患技术关系模式为基础而形成的。1976 年，美国学者萨斯和荷伦德提出了三种医患关系模式，这种模式同样也适用于护患关系。

　　（1）主动 - 被动型模式　这是一种古老而又普遍的模式，特点是"护士为患者做治疗"。此模式中要求患者绝对服从护理人员的命令，无条件地执行护理人员在治疗和护理方面提出的要求。适用于某些缺乏或失去自我判断能力，难以表达主观意志或不能与护理人员沟通交流的患者，如病情危重、神志不清、休克、意识障碍、痴呆、精神病患者或婴幼儿患者等。这种护理模式，患者无法参与护理，不能表达自己的愿望，不存在护理人员与患者进行言语和情感上的沟通及听取患者意见和建议，容易产生护患矛盾，甚至可能出现差错或事故，影响护理质量的提高。

　　（2）指导 - 合作型模式　其特点是"护士告诉患者应该做什么和怎么做"。此模式中，护理人员以宣教者和指导者的角色出现，从患者的健康利益出发，提出决定性的意见，患者则尊重权威遵循其嘱咐去执行。这是一种不完全双向的护患关系，它强调患者的主动合作，患者可以向护士提供有关自己疾病的信息，同时也可提出要求和意见，但以执行护士的意志为前提。主要适用于急性病患者和外科手术后恢复期的患者等。

　　（3）共同参与型模式　其特点是"护士协助患者进行自我护理"。这种模式的护患关系是完全双向的，是一种新型的平等合作的护患关系，是目前"以患者为中心"的整体护理理念中较为理想的护患关系。此模式中，护患双方共同探讨护理疾病的途径和方法，在护理人员的指导下充分发挥患者的积极性，并主动配合，亲自参与护理活动。如患者讲述病情与护理人员共同制定护理目标、探讨护理措施、反映治疗和护理效果等。主要适用于慢性病且有一定医学科学知识的患者。

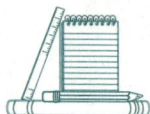

一般来说，在特定的情况下，这三种护患关系模式都是正确和行之有效的，它们在临床护理实践中不是固定不变的，护理人员应根据患者的具体情况、疾病的不同阶段，选择适宜的护患关系模式，以达到满足患者需要、提高护理水平、确保护理服务质量的目的。在此基础上，1980年美国史密斯教授提出护患技术关系的三种模式为代理母亲模式、护士－技师模式和约定－临床医师模式。

知识链接

现代护理模式中护患关系的发展趋势

在护患关系中，患者期望护理人员理想的角色特征是：①有足够的能力执行护理和治疗工作，技术正确、熟练；②工作时小心谨慎，注意患者的身心安全，避免任何意外伤害；③明确判断患者问题的轻重缓急，并做适当的处理；④能不断学习新知识，以最好的方法护理患者；⑤经常面带笑容，以开朗的态度对待患者及家属；⑥能有效地将患者的问题和合理要求传达给医生或院方；⑦对患者的问题能耐心倾听，并给予适当的答复；⑧尊重患者的人格和为人处世原则，不伤害患者的自尊心。

---

2. 护患非技术关系及其模式 护患非技术关系是指护患之间除护理技术关系以外在社会、心理、伦理等方面的关系，这些关系相互联系，相互作用，共同影响着护理的质量。它是护患关系中最本质、最重要的方面。

（1）道德关系 是非技术关系中最重要的部分。护患双方按照一定的道德规范约束自己的行为。护理人员尊重患者，维护患者的利益；患者遵守就医道德，尊重护理人员的人格和权利，共同构建和谐的护患关系。

（2）利益关系 利益关系是护患双方在平等、互助基础上产生的物质和精神利益的关系。首先护理人员通过自身护理专业技术服务获得经济酬劳，同时解除患者病痛获得心理上的满足和愉悦；其次患者支付医疗费得到医疗护理服务，获得身心康复，回归家庭和社会。

（3）法律关系 护患双方都受到法律的保护和约束，依法享受权利的同时也履行各自的义务。护士的从业资格需要得到法律的认可，在法律规定的范围内工作，违法者追究其法律责任；患者享受国家法律保护的医疗和护理权利。而扰乱就医秩序，有违法行为的患者要受到法律的制裁。

（4）价值关系 是指以护理实践活动为中介的体现护患双方各自社会价值的关系。护理人员运用所学知识和技能为患者提供专业服务，治病救人使患者重获健康，实现自身职业和人生价值；患者回归家庭和社会后为他人和社会作出努力和贡献，实现自身的社会价值。

（5）文化关系 护患双方的社会地位、物理环境、宗教信仰、风俗习惯、文化修养等方面存在差异，双方在道德行为上的表现也有所不同，因而影响着护患关系的进一步展开和护理活动的结果。

当然，现实中的护患非技术关系是由多种因素交织构成的，且这些因素并不是等量平行地存在于非技术层面的。护理活动的完成是通过护患之间技术方面和非技术方面的交互作用来实现的。

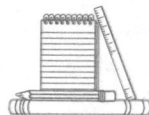

二、护患沟通伦理

（一）护患沟通的内容

护患沟通的内容就是交流与患者的护理及康复直接或间接相关的信息，同时包括护患双方的思想、感情、愿望和要求等。直接信息中最为重要的是解释病情，护理人员有义务向患者说明病情、诊断、治疗、护理和愈后等有关情况，这不仅可以减轻患者的心理负担，发挥患者的积极性，使其主动配合治疗，更重要的是尊重患者的自主权利。间接信息是指与患者的病情、护理和康复等直接相关的信息之外的一切相关信息，特别重要的间接信息是卫生宣教，即护理人员对患者及其家属给予的保健和防病治病等方面知识的宣教。

（二）护患沟通的伦理原则

1. 以患者为中心原则　顺应当前"生理 - 心理 - 社会"医学模式的要求，护理人员不仅要为患者提供优质的护理技术服务，还需要从心理上关心、尊重患者，尽可能使患者满意。护患沟通最根本的指导思想是坚持一切从人出发，尽可能满足对方的需求，给对方更多的人文关怀，最终达到患者至上、以患者为中心的沟通目的。

2. 平等、尊重原则　护患双方是平等的，平等是护患双方沟通的前提。首先，作为护患关系的双方，不管是护理人员还是患者，都是平等的社会人，两者只不过是所担任的社会角色不同而已，所以新型的护患关系必须以平等为前提。其次，尊重患者对护理的要求和意见，不仅能使护患关系比较融洽，而且有利于调动患者的积极性，使其更好地配合和参与护理活动，提高护理和康复效果。

3. 诚信原则　信任是建立良好人际关系的基础，也是护患沟通的基础和根本。要建立良好的护患关系，必须讲诚信。首先，护患双方要相互信任。护理人员要利用自己的专业特长赢得患者的信任，从而让患者与护理人员实现良好的配合；同时患者也应该信任护理人员有能力对其疾病做出最恰当的处置，并给予积极配合。其次，护患双方要相互负责。护理人员和患者应共同承担其护理和疾病康复的责任。

4. 共同参与原则　护理工作的开展需要护患双方的全程参与和良好的沟通。护理人员要及时向患者说明疾病的护理方案及恢复情况等，同时还要耐心倾听患者的意见，让患者参与决策。此外，护理人员与患者的家属保持良好的沟通，了解患者的家庭、生活、经济状况。

5. 有利健康原则　医护活动是以帮助患者恢复健康为目的的，护患交往应服从这一目的。护理人员与患者的沟通，应服务医务人员对患者进行诊疗护理工作的需要，应有利于患者生理、心理和社会全方位的康复。

（三）护患沟通的影响因素

1. 第一印象　第一印象在人际交往中起着重要的作用，双方自然会注意到对方的衣着、谈吐、风度、表情、身材、年龄及对自身的反应，然后根据这些资料互相给对方一个初步的判断评价。因此，护理人员应注重仪表美，适当的淡妆、庄重仪表及舒适利落的发型，用语言、体态行为来体现美感，给患者一种赏心悦目的感觉，则往往是良好沟通的开始。

2. 相似性吸引　作为患者总是希望医护人员知识渊博，技术熟练，工作认真，热情服务，医护人员则期望患者遵章守纪，配合治疗，早日康复。当护理人员与患者对双方的角色期待产生共鸣时，则有利于促进护患关系。因此护士具有高尚道德感、准确的记忆力、敏锐的观察力、健康的心理、成熟的思想、娴熟的技术可获得患者的信赖。

3. 个性特征　热情开朗，关切真诚，认真负责，富有朝气的性格容易被人喜欢，反之则令人

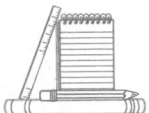

反感。因此，护士要用坚定的语言、关切的目光，敏捷处理好各种人和物，为建立良好的护患关系奠定基础。

4. 交往频率与内容　护患交往频繁，容易加深彼此了解，彼此会出现共同语言和感受，则形成亲密关系的可能性增大。因此护士要有较强的参与能力，参与患者治疗的全过程，才能高质量完成护理工作。

5. 情绪状态　交往双方中一方情绪不良，都可能引起对方不良的反应。因此护理人员要有稳定的情绪，态度和蔼，认真倾听，了解患者问题所在，用坚定的目光对患者不良心理起镇静作用，使患者身心得到放松，有利于疾病的治疗。

6. 沟通技巧　护患的沟通对建立融洽的护患关系起着举足轻重的作用，护理人员要注意以下几点。

（1）**与患者交流要掌握技巧**　在马斯洛的"人的基本需要模式"中尊重的需要位列其中，受人尊重其实也是一种社会认同，护理人员要尊重患者的人格，个人习惯，注意人性化服务，如患者进餐时或与亲友谈话时切勿打扰，可能会影响患者食欲及交流兴趣。

（2）**语言沟通**　护理人员要用同情、关心、爱护、和谐、安慰的语言与患者进行交流，掌握最理想的护患关系距离，距离太近会使患者产生错觉，距离太远会使患者感觉护理人员对与他交流不够重视，恰当的距离会使护患双方更舒服，良好的护患关系也可随之建立。

（3）**非语言沟通技巧**　注意面部表情、身体语言。因为50%以上信息都是通过无声的身体语言实现的，并用来表达对患者关爱，体会患者需要，从而建立融洽护患关系。

知识链接

护患交流禁忌

忌随便与患者开玩笑；忌给患者取绰号；忌直接刺激患者；忌讽刺羞辱患者；忌给患者消极暗示；忌表情冷漠；忌缺少理解；忌不关心患者；忌不重视患者；忌传播患者信息；忌言而无信。

三、护患冲突及调适

护患冲突的常见原因：少数护理人员专业知识缺失、业务水平低下、服务意识淡薄、沟通技巧缺乏、职业道德缺失、制度执行不力；患者对疗效的期望值过高、不良的求医行为、传统重医轻护观念；医院管理方面的护理人力资源缺乏、医院护理管理存在缺陷、医院收费不够合理透明；社会方面的医疗保健供需矛盾突出、卫生法律法规不够健全、新闻的片面报道等。当代社会中护患冲突值得我们关注和协调。

（一）护患冲突的含义

冲突是指个体与个体之间、个体与群体之间存在的互不相容、互相排斥的一种矛盾的表现形式。随着我国医疗制度改革的不断深入及人们自我保护意识的不断提高，越来越多的人在就医过程中注意维护自身的权益，从而对医护人员的职业道德、技术水平及服务质量提出更高的要求。由于受惯性的工作流程制约及个别护理人员的服务意识相对滞后，往往导致护患冲突。护患冲突是在护患关系的基础上形成的冲突，泛指医疗护理实践中护患双方在诊疗、护理过程中，为了自身利益，对某些医疗行为、方法、态度及后果等存在认识、理解上的分歧，导致发生争执和对抗。

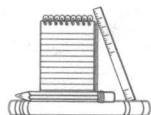

（二）影响护患冲突的原因

在护理实践中，造成护患冲突的因素主要来自外部和内部两个方面。

1. 外部因素

（1）患者对疗效的期望值过高　当发现疗效与预期不相符甚至病情恶化时，患者及家属不能理解，认为应该药到病除，否则就是误诊或医护人员没有尽心服务，因而向医护人员发泄怒气。

（2）对医院性质认识偏差　有些人认为医院纯属福利事业单位，应不计成本地向患者提供医疗服务。还有的人把医院与患者看成商店与顾客一般的买卖关系，要求医护人员不能出一丁点差错，否则就要索赔。

（3）护患关系不和谐　少数患者或家属做不到文明就医，把护士当作仆人使唤，不管护理人员的工作是否繁忙，都要召之即来，稍有怠慢便横加指责甚至谩骂，很大程度上伤害了护理人员的自尊心和积极性。同时，护理人员在医疗服务中与患者接触较多，引起摩擦的机会也较多，患者对医院所产生的不满易向护士发泄。

2. 内部因素

（1）服务制度不完善　一般医院对患者进行规章制度等的解释时，只强调患者应承担的义务，而对患者应享有的权利则介绍少、强调少，易使患者产生"都是我承担的义务，就没有我应该享有的权利"的心理，拉大护患的心理距离，一旦引起冲突，双方很难沟通。

（2）未认真履行规章制度　由于护理人员没有认真实行查对制度，可能出现打错针、发错药、输错液体等差错事故；有的护理人员未认真履行交接班制度，以致造成抢救仪器未及时检修、抢救药品未及时补充等，一旦遇到抢救则会导致抢救不及时，使患者失去最佳的抢救时机。

（3）缺乏良好的职业道德　由于受社会大环境的影响，部分护理人员自觉社会地位低下，待遇不高，导致工作缺乏主动性，责任心不强，机械地执行医嘱，观察病情不详细，病情记录简单、千篇一律，在患者病情变化时不能及时报告医生，导致抢救不及时，引发护患冲突。

（4）专业技术水平低　由于部分护士专业技术水平不足，造成抢救危重患者和处理应急事件时手忙脚乱，给患者及其家属造成恐慌，甚至不会使用各种抢救仪器、呼吸机连接错管道等，一旦抢救不成功或患者病情恶化，很容易导致护患冲突甚至医疗纠纷。

（5）服务不周　患者到了医院，总想把自己的痛苦毫无顾忌地告诉医护人员，因缺乏医学知识，对自己所患疾病考虑很多，希望得到医护人员更多的关心，但少数护理人员有时因工作

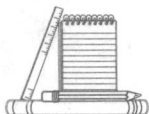

繁忙或知识水平有限，不愿与患者多交谈或对患者的提问不予理睬，甚至缺乏应有的尊重和同情，造成护士与患者之间的不信任，极易使患者对护理过程不满意，从而引发冲突。

（6）法治观念淡薄 在护理管理和护理实践中有忽视患者权益的现象存在，如有的护理人员实行危重患者床头交接班时，不顾及周围环境是否适宜及患者是否愿意让周围人了解自己的躯体隐私，而随意暴露患者的身体。有的患者因诊断、治疗、护理的需要，把一些个人隐私如婚姻、恋爱、性生活等告知护理人员，而护理人员却在不适宜的场合谈论，侵犯了患者的隐私权，从而引发冲突。

（7）人员配备不足 目前，医院护理人员的配置不足，如取药、领取各种卫生用品、记账等，增加了护理人员的工作量，导致没有足够的时间与患者进行有效的沟通了解患者所需，不利于建立融洽的护患关系。

（三）调适护患冲突的措施

1.适应"生物－心理－社会"医学模式的转变 当今医学的迅速发展，医学模式已由原来的生物医学模式，发展为"生物－心理－社会"医学模式，这就要求护理人员，要把患者作为一个整体的人来看待。护理人员要高度重视心理和社会因素对患者身体健康的影响，不仅要帮助患者解除疾病的痛苦，还要使患者消除心理情绪上的忧虑和不安，帮助患者克服心理障碍，调节好情绪，适应新环境，与患者建立良好的护患关系，促进患者早日康复。

2.增强敬业奉献精神，提高护理人员的道德素质 敬业奉献是护理人员在职业行为中的表现。敬业就是敬重自己所从事的护理工作，专心致力于护理事业；奉献是一种高尚的道德品质，代表着人类历史上最理想、最崇高的道德境界。护理人员必须具备较强的敬业奉献精神，热爱本职工作，增强护理工作的高度责任感、荣誉感。护理人员作为生命和健康的守护神，要对患者提供人道主义和高质量的服务，要求在护理服务过程中，保护患者的生命和尊重患者的权利，牢记全心全意为人民服务的宗旨，牢固树立以患者为中心的服务理念，充分认识对患者、他人和社会应尽的责任和义务。

3.努力学习不断提高专业理论和护理技术水平 一个合格的现代护理人员，应当刻苦学习现代护理理论知识，努力掌握现代高新护理技术的操作和使用，全面提高护理技术水平；同时应当加强人文科学知识的学习，以拓展知识面。只有这样，护理人员才能适应护理工作的需要。扎实的护理理论知识及娴熟的护理技能，可以增强患者对护理人员的信任感，形成良好的护患关系。

4.遵纪守法、廉洁奉公，规范护患双方行为 调节护患关系和护患冲突，既要进行经常性的教育疏导，又要用法律法规依法调节护患关系，解决护患关系中的冲突问题。高新技术和生命科学的应用，给护患关系带来了新的问题。因此，遵纪守法就是要求每一个护理人员自觉遵守国家法律、卫生法规，自觉遵守医院的规章制度和职业纪律，自觉维护法纪的权威性，学法懂法。既要维护患者及他人的正当权利，也要保护自身利益不受侵犯。用法律、法规规范护患双方的行为，使护患关系规范不超出法律范围，做到有法可依、违法必究，强化法律意识，惩处护患双方的违纪行为，这对于构建和谐文明的护患关系有着重要的意义。

5.加强医院管理，严格执行各项规章制度 医院管理水平的高低，在很大程度上体现了医院医疗护理水平的根本状况，决定了医院整体工作的精神面貌。医院的管理应着眼于广大患者的根本利益，引进先进的管理模式和理念，加大投入，改善医院物质条件，尽可能满足患者就医需要，解决人民群众看病难、住院难等问题，是促进护患关系改善的客观要求。医院应建立并严格执行护理管理制度，使护理工作规范化、程序化、护理质量标准化，减少或避免护理工

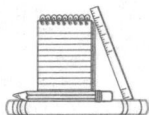

作的随意性和盲目性，达到规范、安全、有序、高效，使患者满意，促进良好护患关系的建立，有效避免护患冲突的产生。

项目二　护际关系伦理

护际关系是指护理人员在护理实践过程中与同行之间的关系。在护理实践活动中，护理人员不仅要与患者发生关系，而且也要与其他医务人员发生关系，其中包括护理人员与医生、护理人员之间、护理人员与医技人员的合作关系，协调处理好这些关系，既是圆满完成医院护理任务、为患者提供优质护理服务、提高护理质量的重要条件，也是对护士职业素质的必然要求。

一、护医关系伦理

护医关系有广义和狭义之分：广义的护医关系指护理人员与医务人员（包括医生、医技人员、药师、行政人员等）的人际关系；狭义的护医关系特指护士与医生之间的人际关系，是护理人员在执业工作中与医生形成的分工协作、互相配合的职业关系。护医两者专业相近，工作目标相同，但分工不同，两者相互依存、相互协作、相互制约。

（一）尊重与信任

治疗和护理是医疗工作的两个重要组成部分。医护双方承担着恢复患者健康的重任。医护之间要尊重信任，双方要充分认识对方的职责和作用。一方面医生要重视信任、尊重护理人员临床哨兵的角色作用；另一方面护士要尊重信任医生，积极主动地协助医生工作，认真、主动地执行医嘱，多为医生提供及时准确的患者病情变化信息，密切配合，提高服务质量。

（二）平等合作

在临床医护活动中，医护双方各有自己的专业技术领域和业务优势，只是分工不同，没有高低之分，医护之间是平等合作的关系。护士执行医嘱，只是医护结合的一种形式，并不说明护士从属于医生。护理工作有其独立性和专业性，是医生不能代替的。因此，在医疗护理活动中，医护双方不断交流信息，补充、完善医护工作。只有充分协作，才能体现医护工作的一致性和整体性，形成和谐的医护关系。

（三）监督与制约

为了维护患者的利益，防止差错及事故的发生，医护双方必须互相制约、相互监督，这既是对患者负责，又是对医护双方负责。医护双方在工作中应虚心接受对方的批评、帮助和监督。对彼此出现的差错事故要及时提醒，不能包庇隐瞒，更不能相互责难或相互拆台。

护医关系的理想模式是"交流－协作－互补"型，要维系这种关系，作为护理人员，在具体与医生相处的过程中：①应了解医生的意图，即不仅应知道医生为什么要用某药，也要知道用此药之后的正常反应和不良反应，以及用药期间的注意事项，并向患者讲解清楚。同时在此期间发现问题应及时告诉医生，并给一些合理的建议。②护理人员要协助医生检查诊断，特别是医生在检查异性患者时。③护理人员本着对患者及医生负责的态度，应监督医生的工作。

案例分析

　　某医院儿科收治一名高热患儿，经医生初诊，诊为"发热待查，不排除脑炎"。急诊值班护士凭多年经验，对患儿仔细观察，发现其精神越来越差，末梢循环不好，伴

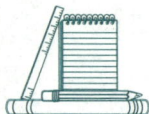

有谵语，但患儿颈部不强直。于是，护士又详细询问家长，怀疑是中毒性菌痢。经肛门指诊大便化验，证实为菌痢，值班护士便及时报告给医生。经医护密切配合抢救，患儿得救。

问题：请对护士的行为作伦理分析。

二、护护关系伦理

护护关系是指护理人员之间的关系。通常可把护护关系归纳为三类：上下级护护关系、同级护护关系、教与学的护护关系。良好的护护关系，是保证为患者提供优质服务、提高治疗效果的极其重要的条件。

（一）互尊互助，互学互勉

护理人员之间的关系是同行、同事的关系，是相互平等的关系。护理人员之间应相互尊重、相互学习、取长补短、共同提高。同行之间，相互支持，共同为患者服务是护理人员应有的良好品德。同事有困难，应该以诚相待，热情帮助；当同事取得成绩时，应该虚心学习，认真求教。同时，有经验、资历深的护理人员要帮助关心年轻的护理人员，耐心做好传帮带工作；年轻的护理人员也应尊重年长的护理人员，诚恳求教，勤奋学习，努力提高。

（二）团结协作，密切配合

护理工作的目标就是一切为了患者的健康，为了这一共同的目标，护理人员之间应团结一致，密切配合，相互协作，而不受具体分工的影响。当遇到突发事件或危重患者抢救时，应以患者利益为最高原则主动配合，积极参与救治工作；当工作中发现一项必须完成的护理措施被疏漏时，应协调合作立即采取补救措施，而不能事不关己，冷漠视之。护理工作还有严格的连续性、继承性和较强的时间性，因此必须强调护理人员之间相互衔接，团结协作，密切配合。

（三）明确分工，尽职尽责

护理人员之间既要强调团结协作，也要强调明确分工并各尽其责。科学明确的分工，使护理工作有条不紊、责任明确。护理人员要按照各自的分工和职责，坚守岗位，恪尽职守，做好自己的工作，从而形成一个协调一致的整体护理的群体。切忌在工作中拖延、推诿，影响整体护理治疗和医疗工作质量。

三、护技关系伦理

（一）平等互助，合作共事

护理人员与医技科室人员之间的关系，也是平等团结协作的关系。为了保证患者得到正确的诊断和及时治疗，医技科室人员必须为诊疗、护理提供及时正确的依据，护理人员则必须了解各医技科室的工作特点和规律，尊重医技科室人员的劳动。双方本着团结协作、合作共事、相互配合、相互支持的精神共同为患者的康复服务。

（二）以诚相待，相互学习

工作中不管出现任何问题，双方都应以实事求是的态度，相互学习，通力合作，以诚相待，相互体谅，减少埋怨。首先，要从自己的工作中找漏洞，并及时反映情况，分析原因，找出协调解决问题的方法。其次，护理人员也要关心、体谅医技人员的辛勤劳动，而医技人员也应关心、理解护理人员的工作，做到相互学习，以诚相待。

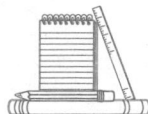

四、护理人员与医院行政、后勤人员关系伦理

（一）护士要尊重行政管理人员，理解并支持他们的工作

无论是医院领导，还是职能部门的工作人员，都要树立为临床医护工作服务的思想，要支持、帮助护理人员做好工作，要维护护理人员的正当权利和合法利益，在人员分配、专业培训、设备更新等方面为一线着想。同时，护理人员也要尊重行政管理人员，既要如实反映临床一线的需要，要求行政管理人员解决实际困难，又要树立全局观念，理解行政管理人员的艰辛，支持他们的合理决策，服从组织领导。

（二）护士要尊重后勤人员，珍惜并爱护其劳动成果

后勤工作是医院工作的重要组成部分，它负责对物资仪器设备、生活设施的提供和维修，是护理工作正常进行和提高护理质量的保证，是医院正常运转不可缺少的环节。后勤人员要有为临床一线服务的思想，同时，护理人员也要尊重后勤人员的劳动，要充分认识后勤工作对医疗、护理工作的重要作用。尊重后勤人员，重视后勤工作，珍惜并爱护他们的劳动成果，共同为患者服务。

项目三   护理人员与社会公共关系伦理

为满足社会及新的医学模式的要求，护理工作范围也由医院扩展到社会的各个领域，从而担负起预防、保健、增强人类健康的重任。只有护理的社会化，才能适应新的医学模式要求，才能最大限度地为社会提供良好的服务，承担起护理的社会责任，体现出护士的社会价值。

一、护理人员的社会地位与社会责任

（一）社会地位

护理工作是救死扶伤的神圣事业。护士作为一个受过护理教育、又有专业护理知识的独立实践者，被赋予多元化角色。护理工作既要面向患者，又要面向社会各种类型及各种健康状况的人群，它关系着千百万人的健康和千家万户的幸福，其责任是重大的，影响是广泛的。

1.护理活动的执行者   护士最重要的角色是在人们不能自行满足其基本需要时，提供各种护理照顾，如食物的摄取、呼吸的维持、感染的预防和控制、药物的给予、心理疏导、健康教育等。护理人员帮助人们满足需要，直到人们不需要帮助为止。

2.护理计划者   护理人员运用护理专业的知识和技能，收集护理对象的生理、心理、社会资料，评估护理对象的健康状况，找出其健康问题，并制订系统全面的、切实可行的护理计划，直到患者的健康问题全部解决。

3.护理管理者   护理人员需对日常护理工作进行合理的组织、协调与控制，合理利用卫生资源，提高工作效率，使护理对象得到优质服务。

4.健康教育者   护理人员依据护理对象的不同特点进行健康教育，以期改善人们的健康态度和健康行为，达到预防疾病、促进健康的目的。同时，护理人员还要教导护生、新护士，帮助他们进入护理工作领域，发展其护理专长。

5.健康协调者   护理人员应该协调好与有关医务人员及机构的相互关系，维持一个有效的沟通网络，以使诊断、治疗、救助与有关的卫生保健工作得以相互协调、配合，保证护理对象获

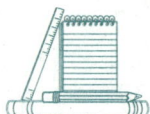

得最适宜的整体性医护照顾。

6.健康咨询者　护理人员通过解答护理对象的问题，提供有关信息，给予情绪支持、健康指导等，解除护理对象对疾病和健康有关的疑惑，使护理对象清楚地认识自己的健康状况，并以积极有效的方法去应对和处理问题，找到满足生理、心理、社会需求的最佳方法。

7.患者权益维护者　护士是患者权益的维护者，有责任维护患者的权益不受侵犯或损害。当患者权益受到侵犯时，护士应采取适当行动来保护患者。

8.护理研究者　受过高等教育的护士，应该积极开展护理研究工作，通过研究来扩展护理理论及知识，发展护理新技术，指导改进护理工作，提高护理质量，促进护理学科的发展。

（二）社会责任

"促进健康，预防疾病，恢复健康，减轻痛苦"是护理工作者的责任，可以从以下两个方面理解。

1.护理人员的职责是尊重人的生命、维护人的权利和尊严　在护理患者时没有任何偏见性的行为，在为每一个人提供健康照护时，无论他是什么样的患者，给予的尊重都是一样的，所给予的服务都是为了促进健康、预防疾病、恢复健康、减轻痛苦，为濒死患者提供支持性护理。所以，护理人员在为每一个人做健康照护的计划时，要了解所有个人在道德和法律上的权利，要考虑到个人的价值体系、个人需要和个人的尊严，使每一个人生理和心理上都能感到舒适、愉快。

2.护理人员应提供个人、家庭及社区健康服务　护理人员提供个人、家庭及社区健康服务的方式主要有：①提供卫生宣教：护士要通过宣教，使人们明白社区常见疾病的防治、传染病的防范、家庭急救与护理、家庭饮食卫生与营养等常识；②提供预防保健服务：护士要对社区内的单位和居民进行劳动卫生和心理卫生教育，提供消毒、隔离服务，开展计划免疫和疾病监测工作；③开展妇幼保健活动：护士要对孕期、围生期的科学知识进行普及，做好生育指导工作，开展婴幼儿保健活动；④治病防残：护士应对常见病、轻度创伤提供基本药物，给予有效的治疗护理处置。对于危重的患者做好初步抢救并及时将患者转入医院，防止发生并发症、留下后遗症和终身伤残。

二、护理人员与社会公共关系伦理规范

（一）面向社会，热情服务

护理人员向个人、家庭及社区提供的健康服务，是维护居民健康的第一道防线。护理工作以居民为对象，以居民充分参与合作为基础，以开展健康教育、提高社区居民健康意识、预防接种、计划免疫、妇幼保健及改善环境为目的。由于居民的职业、生活方式、文化水平、道德水平及对保健工作的认识有很大差异，这就要求护士要一视同仁，文明礼貌，面向社会积极进行卫生科普和预防疾病的宣传教育，做好疾病的社会调查，满腔热情地提供服务，为增进社会群体健康而贡献自己的力量。

（二）坚持原则，秉公办事

护理人员在社区卫生服务中，要坚持维护社会整体利益的原则，特别是遇到患者的个人利益与社会整体利益发生矛盾时，不能为少数个别人的利益而损害社会的整体利益。同时要以认真、严谨的科学态度，恪守操作规程，遵守各项规章制度，如疫苗接种要及时、不遗漏；对危重患者及时做好转诊工作；参与卫生监督、卫生执法任务的护士要秉公执法，遵守纪律。

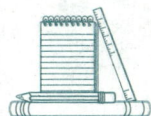

（三）不畏艰难，全力以赴

社区卫生护理以预防为主，产生效益的周期长，不像临床医疗那样有明显的治疗效果。因此护理人员要脚踏实地、任劳任怨地做好本职工作，主动参与，周到服务。对于重大灾害救护的紧急任务，护理人员必须发扬救死扶伤的人道主义精神，以高度的责任心和科学态度，参与整个救治和护理过程，不畏艰难，在抢救现场全力以赴进行救治、转移和护理伤员，尽最大的努力减少不必要的伤亡，认真履行护理人员的社会责任。

（四）钻研业务，不断提高

社区卫生护理、保健的特点之一是综合性服务，护理人员所面临的保健服务不像临床工作那样分配细致，护理人员只有具备多学科知识的理论和技能，才能做好工作。例如，对剖宫产术后妇女的保健，不仅要掌握一般成年人的保健特点，还应掌握妇女生理特点和心理护理、术后护理、用药知识、婴幼儿护理等业务知识。因此，服务于社区的保健护理人员，应当拓宽知识面，刻苦钻研业务，对技术精益求精，这是社区保健护士应有的道德要求。

小结

在护理实践中，护理人员与患者之间、护理人员之间、护理人员与其他医务人员之间存在着广泛的联系与接触。为了满足不同层次患者的需要，护理人员应该充分理解护患关系的内容与模式，理解影响护患关系的因素及造成护患关系冲突的原因，用护理伦理规范的要求，努力提高各种能力，全方位提高自身的综合素质，更好地为患者服务，构建友善和谐的护患关系。

实践活动

【护患关系情景模拟表演】

活动方式：学生可自由分组，每组10~12人。分别模拟医生、护士、患者及患者家属，自行设定护患关系模式场景进行模拟演示。

活动目标：加深对护患关系模式的理解。

活动步骤：①学生分组，每组10~12人，可以自己写剧本，或是网上查找资料，利用课余时间自行排练。②课堂进行情景模拟，每组同学均参加模拟演示。③演示结束后，进行课堂讨论，分析每组同学表演中所出现的护患关系模式，分析各种护患关系模式的特点及护理伦理要求，加深同学对护患关系模式的理解。

复习思考

1. 阐述护患关系的内容及模式。

2. 护患冲突的主要原因及改善策略有哪些？

3. 护医关系伦理规范有哪些内容？

4. 护护关系应遵循哪些伦理道德规范？

扫一扫，查阅
复习思考题
答案

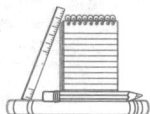

模块六　公共卫生服务的护理伦理

扫一扫，查阅本模块数字资源

知识目标

1. 掌握公共卫生服务的伦理规范及突发公共卫生事件的应急护理责任。

2. 熟悉社区及家庭卫生服务的护理伦理规范及健康教育的伦理规范。

3. 了解预防保健工作的特点与伦理道德要求。

能力目标

1. 能够正确理解突发公共卫生事件应急处理的责任和道德要求。

2. 能够按照突发公共卫生事件的护理伦理规范正确处置突发公共卫生事件中的相关问题。

素质目标

1. 具有公共卫生服务的大健康观念。

2. 具有积极参与突发公共卫生事件应急处理的良好态度。

案例导入

"高价"疫苗

广州市张女士带着自己 4 个月大的孩子去某社区卫生服务中心接种百白破疫苗（百日咳、白喉、破伤风三合一疫苗），接诊的护士小邓则向他们推荐了五联疫苗。小邓告诉刘女士，"五联疫苗是进口疫苗，可以同时预防脊髓灰质炎、百日咳、白喉、破伤风和 B 型流感嗜血杆菌五种疾病，减少孩子因为注射引起的疼痛次数，节省家长多次往返接种的时间，省时又安心"。给孩子接种后刘女士才被告知五联疫苗是自费疫苗，一针 798 元。尽管刘女士非常生气，可不得不付了"高价"疫苗费。

问题：请对护士小邓的行为进行伦理分析。

随着社区卫生服务中心的建立和完善，护理工作走出医院，走向家庭和社会。虽然起步较晚，发展也比较缓慢，但它覆盖的范围却越来越大。公共卫生服务涉及的健康教育、预防保健、社区卫生服务、家庭病床、突发公共卫生事件等护理伦理问题，是护理伦理学研究的重要课题。

项目一　公共卫生与预防保健伦理

一、公共卫生及其伦理

（一）公共卫生的含义

公共卫生是关系到一个国家或地区人民大众健康的公共事业。公共卫生通过制度、政策的

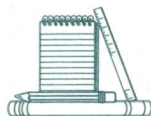

制定和实施，通过健康教育、改善环境等社会性的措施，达到控制传染病、慢性病和其他疾病在人群中传播、流行的目的，促进人们整体健康水平、身体素质的提高。其具体内容包括对重大疾病尤其是目前危险性、高发性传染病的预防、监控和诊治，对食品、药品、公共环境卫生的监督管制，以及相关的卫生宣传、健康教育、免疫接种等。

（二）公共卫生服务的特点

1.成本低效果好 公共卫生服务是一种成本低、效果好的服务，但它的社会效益回报周期相对较长。

2.政府调控 公共卫生就其作用而言，要体现在公共政策上，通过政府的调控和干预发挥关键性作用。

3.涉及面广 公共卫生在很大程度上是一个社会问题，具体实施中将涉及社会的各个层面，因此应加强部门间的协作和社区参与。

（三）公共卫生服务的伦理规范

公共卫生服务的伦理规范主要包括以下几个方面。

1.公共卫生政策、优选方案的提出和评价，应当通过一系列的步骤、措施来确保社会、社区成员都有参与的机会。

2.公共卫生应当提倡和努力赋予每一个社会成员基本的健康资源和必要的健康条件。

3.公共卫生机构应当为社会、社区提供其所拥有的信息，并基于这些信息在公众赋予的资源和授权的范围内及时采取行动。

4.公共卫生的方案和政策应当把各种取向整合起来，慎重考虑和尊重社会中价值观、信仰和文化的多元性。

5.公共卫生的方案和政策应当以最能促进自然和社会环境改善的方式来加以实施。

6.公共卫生机构应当保护个人或者社区的信息，除非能证明公开不会给公众或者社会带来重大伤害，否则就不应该公开。

7.公共卫生机构和其他从业人员应当联合起来，为建立公众的信任和体制的有效运转而共同努力。

二、预防保健工作及其伦理

（一）预防保健工作的内涵

随着医学模式的转变，预防保健越来越受到人们的高度重视。预防保健的内涵十分丰富，它是以社会人群及多种社会、心理与环境因素作为研究和服务对象，通过采取各种预防和保健措施来改善影响人类健康的各种因素，减少和控制人群的患病率或感染概率，提高健康保障水平的服务活动。

在现代健康理念下，预防保健的内容已不仅仅限于躯体方面的预防保健，还包括心理、社会适应及生活行为等方面的预防保健。预防保健工作开展水平是衡量一个国家或地区健康水平高低的重要标准。

（二）预防保健工作的特点

1.预防性 预防保健是最积极、最主动、最受益的医学服务措施，以"预防为主""防治结合"为主要内容的卫生工作方针，使人们形成了三级预防的观念。三级预防观念的贯彻实施使人们减少疾病、减少痛苦，而且节约医疗卫生资源，投入少，效益高。由此可见，预防作为预防保健工作的核心，其目的在于"防患于未然"，通过采取各种有效的预防措施，防止人类受到

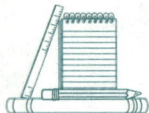

各种不良自然和环境因素的影响和损害，使人类具有良好的健康体魄和心理素质，达到健康长寿的目的。

知识链接

　　三级预防：一级预防是病因预防，使健康人避免受到致病因素的危害，积极增进健康；二级预防是临床前期预防，即早期发现、早期诊断、早期治疗、控制或延缓疾病的发展，防止疾病复发或转为慢性；三级预防是临床预防，及时、正确治疗，防止残疾发生，使患者病而不残、残而不废。

2.群体性　预防工作不是以个体患者为服务对象的，大多是以健康人或健康遭受威胁的群体为服务对象的。预防保健工作者应以人群为出发点，从一定环境条件下的人群出发去探索和研究可能流行的疾病情况，并采取相应的措施，控制传染源，切断传播途径，保护易感人群，排除各种可能产生或传播疾病的因素，从而防止某种疾病在该地区流行。预防工作人员必须深入基层，发动群众，宣传卫生条例、标准和法规，保证人民群众卫生健康安全。

3.法规性　预防保健工作中的一些措施和做法是通过执行各项政策法规来实现的。如果没有相关法规与条例作为政策保障，对有些单位和个人的违法行为就缺乏有效监督和执法依据，对违法单位和个人也就没有约束力，因此，政策性与法规性相结合是做好预防保健工作的法律基础和保障。

4.复杂性　预防保健工作是非常艰巨而复杂的，工作范围非常广泛，涉及城市、乡村，陆地、海洋、空气、水土，药物、食品等。工作性质和内容是纷繁复杂的，既要搞好预防，又要抓好疾病的治疗与预后。预防保健工作虽然繁琐复杂，但成效却不明显，往往不被人们所理解。预防保健人员需要具有高尚的医学道德，以及不畏艰险、知难而进、忍辱负重的工作态度和奉献精神。

（三）预防保健工作的伦理道德要求

1.尽职尽责，忠于职守　预防保健工作要求医护工作者更要尽职尽责，忠于职守，不畏艰苦，任劳任怨，全身心地做好工作。只要对促进人们健康有利，就不应该计较个人名利和得失。忠于职守同样需要与时俱进，不断进取。随着时代发展和社会进步，人们的健康观念也发生了改变，预防为主的思想已深入人心，预防保健工作从单纯的防治疾病已经转变为整体预防和综合预防，要求人们躯体、心理和社会适应能力均处于良好状态，不断形成适应新时代要求的预防医学观。

2.严格执法，公正无私　预防保健工作一般需要通过监督、执行各项卫生法规条例等一系列措施来实现。这些法规条例反映了我国现代预防保健工作的客观规律，反映了人民群众的现实利益和长远利益，这是做好预防保健工作的根本保证。因此，预防保健工作人员在执法时，要以法规为依据，以事实为准绳，照章办事，严于律己，公正无私。归根结底，执法过程其实就是一个职业道德问题，社会主义医德要求工作人员在执行任务时，要正确认识卫生法规与职业道德的本质联系，把秉公执法作为开展工作的道德准则。不管什么单位和个人，只要违反了卫生法规，就要坚决依法查处，以维护人民群众的根本利益为最终目标。对于少数医疗卫生从业人员为了追求一己私利，捞取个人好处的不道德行为，应当予以严厉谴责和惩处。

3.高度负责，无私奉献　预防保健工作是一项不断适应人类健康需求的新兴事业，它直接关系全社会的共同利益，其社会道德责任感表现在预防保健的多个方面。它要求人们重视预防工

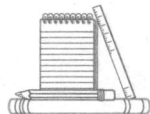

作，主动深入基层和第一线开展服务工作，取得防患于未然的效果。但在实际工作中，由于种种原因贯彻落实"预防为主"的方针并不轻松，难免会遇到各种困难和阻力，由于经济利益的驱动，甚至会遭到一些人的敌视和反对，需要有关单位与群众积极配合，才能做好预防保健工作。为此，医护人员要本着认真负责的态度，自觉地履行应尽的职责，扎扎实实地完成各项工作，更需要医护人员有更高的道德修养和对职业的热爱，有对工作高度负责和无私奉献的精神，才能做好预防保健工作。

4. 服务大众，坚持公益　预防保健工作直接面对广大人民群众，对社会承担道德责任。因此，在处理各种利益关系时，要做到个人、小团体利益服从全社会利益；局部利益服从全局利益；眼前利益服从长远利益。预防保健工作者要从全社会整体利益出发，主动深入群体中进行健康状态和疾病的普查调研，进行预防接种，主动向上级报告疫情，尤其是发现重大疫情更要及时上报，决不瞒报漏报。面向社会，服务大众，坚持公益，预防保健工作者应对社会承担道德责任，树立为人民身心健康服务的公益思想，推进和提高人民健康水平。

项目二　社区卫生保健的护理伦理

一、健康教育伦理

（一）健康教育的含义

健康教育是指通过传播和行为干预，帮助个人和群众掌握卫生保健知识，树立健康观念，自愿采取有利于健康的行为和生活方式的教育活动与过程。其目的是消除与减轻影响健康的危险因素，预防疾病，促进健康，提高生活质量，并对教育效果作出评价。健康教育的核心是教育人们树立健康意识、促使人们改变不健康的行为生活方式，养成良好的行为生活方式，以降低或消除影响健康的危险因素。

（二）护理健康教育的特点

1. 教育对象的广泛性　健康教育与每个人的健康息息相关，是人人都需要的全民性素质教育，具有广泛性，又是贯穿人类生命全过程的终身教育。必须人人参与，人人努力。树立"人人为健康，健康为人人"的观念，每个部门、单位、社区、家庭及个人都是健康教育的对象。

2. 教育形式的针对性　根据自己的需求进行学习是每一个教育对象的学习动力和愿望，因此健康教育的形式应该具有针对性，必须选择与教育对象需求相符合的教学形式，以调动教育对象学习的主动性和积极性。健康教育是以健康为中心，贯穿人的一生。针对各个年龄段，健康教育的内容、形式都有所不同。

3. 教育内容的科学性　健康教育是通过有计划、有组织、有系统的教育过程，传授人们相关的健康知识，改变不良的生活方式和生活行为，只有掌握了相应的健康知识，才能树立科学的健康观念，养成健康文明的生活习惯。因此健康教育的内容必须具有科学性和准确性。

（三）护理健康教育的伦理规范

1. 坚持人人健康、人人参与的原则，自觉履行健康责任　健康是每个公民的基本权利，护士应以所有人的健康为己任，自觉履行自己的健康道德义务，逐步满足人们的生理、心理、安全等层次健康护理的需要。同时，也要通过健康教育手段使所有人都行动起来，自觉自愿地维护个体的身心健康，从而提高人类整体的健康水平。

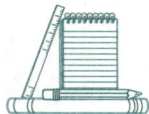

2. 坚持科学态度，完善知识结构，开展健康指导 为了更好地开展健康教育，护士不但要有扎实的专业基础知识和基本技能，而且还应不断更新健康观念，终身学习，扩大知识面，坚持科学，反对迷信，加强修养，完善自我，努力提高自身素质和能力。

3. 坚持以人为本的理念，尊重服务对象，树立服务思想 护理人员要树立以人为本的理念，不分贵贱、男女、老幼，尊重所有的患者，保障每个人的权利。要有服务意识，要耐心细致，积极开展健康知识宣传教育。

4. 坚持以基层和农村为重点，扎根基层，服务农村 当前我国农村的医疗水平还比较落后，基层群众的健康意识不强，知识匮乏。所以，护理人员向农村和基层群众宣传普及卫生保健知识，让民众懂得维护自身健康，这既是社区和农村初级卫生保健的工作重点之一，也是我们基层护士的光荣职责。

二、社区卫生服务的护理伦理

（一）社区卫生服务的含义

社区卫生服务是一项综合性的社区范围内的卫生服务，是指社区内的卫生机构及相关部门根据社区内存在的主要卫生问题，合理使用社区的资源和适宜技术，主动为社区居民提供的基本卫生服务。社区卫生服务主要面向城乡基层，提供基本卫生服务，其中包括初级卫生保健，其目的是使社区居民防治疾病、增进健康、提高生命质量。社区卫生服务工作应本着以社区为基础，以居民为对象，以家庭为单位，以需求为导向，以妇女、儿童、老人、残障人员等特殊群体为重点，开展预防、保健、医疗、康复、健康教育、生育技术指导"六位一体"的基本卫生服务。

（二）社区卫生服务的特点

1. 以促进和维护健康为中心 社区护理的主要目标是促进和维护人群的健康，所以预防性服务是社区护理的工作重点。

2. 面向整个社区人群 社区护理的对象是社区全体人群，即包括健康人群和亚健康人群。

3. 社区护士具有高度的自主性 在社区护理过程中，社区护士往往独自深入家庭进行各种护理，故要求社区护士具备较强的独立工作能力和高度的自主性。

4. 社区护士必须和其他相关人员密切合作 社区护理的内容及对象决定社区护士在工作中不仅要与卫生保健人员密切合作，还要与社区居民、社区管理人员等相关人员密切协调。

（三）社区卫生服务的伦理规范

1. 一视同仁，文明有礼 社区护理的对象则是社区的全体居民，如患者、家属、健康人群。面对这些具有不同的年龄、家庭、文化及社会背景的护理对象，社区护士都必须一视同仁、文明有礼地服务。护理人员应该尊重每一位患者的人格和生命健康权利，做到文明服务，保障人人享有基本的医疗卫生保健。

2. 任劳任怨，乐于奉献 我国社区护理服务工作刚刚起步，人员配备不足，护理人员常常处于独立工作状态。很多时候社区护理人员将独立地进行各种护理操作、独立地实施护理程序、独立地开展健康教育、独立地进行咨询或指导，有时工作还不能得到社区居民的信任和理解，所以社区护士面对的压力比较大。要做好社区卫生服务，就要坚定信念，要热爱社区服务事业，要牢固树立全心全意为人民健康服务的思想，任劳任怨、乐于奉献，以饱满的工作热情赢得社会的承认和尊重。

3. 钻研业务，优化服务 社区护士不仅担负着向社区居民提供社区护理服务的职责，同时也

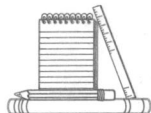

肩负着发展社区护理、完善护理学科的重任。因此，社区护理人员首先应不断地充实理论知识，提高业务水平。护理学是一门不断发展的学科，护理人员只有不断地学习、钻研业务，才能适应护理学的发展。而且，社区护理人员应具备科研的基本知识，进行社区护理科研活动。在社区护理实践中，善于总结经验，提出新的观点，探索适合我国国情的社区护理模式，推动我国社区护理事业的发展。

4. 严守规章，遵守纪律　社区护士要加强自律、慎独修养，以认真、严谨的科学态度，恪守操作规程和各项规章制度，小心谨慎，一丝不苟，严格要求自己，杜绝医疗差错的发生。

知识链接

　　1989 年 12 月卫生部颁布的《医院评审分级标准》中，把设置康复科作为一项评价标准，对不同等级的综合医院提出了不同要求，为了达到这个标准，各级综合医院陆续开展了相应的康复医疗业务，抽调临床护理人员担负起康复护理人员的工作。1990 年 8 月卫生部医政司下发《康复医学教育方案》，其中包括康复医师、康复治疗士（师）、物理治疗士（师）、作业治疗士（师）的培养及教学计划，为逐步形成我国康复医学体系创造了条件。1993 年 3 月上海医科大学成立了国内第一所中西医综合康复研究所。

　　步入 21 世纪以来，欧美康复医学界已经开始意识到康复医学必须回应社会对扩大康复范围的需求，未来的康复医疗服务范围应当扩大到包括精神卫生、心理咨询等方面。艾滋病患者的康复、器官移植患者的康复、职业性康复、儿科康复等都将是 21 世纪康复医学与护理的新领域。迎接挑战，紧跟国际康复护理发展的趋势，是我国广大康复护理工作者神圣而又艰巨的任务。

三、家庭卫生服务的护理伦理

　　家庭病床是为适合在家庭进行治疗和管理而就地建立的病床，它把医、护、患、家庭联系在一起，集预防、保健、医疗、康复于一体，是我国家庭卫生服务的主要形式。家庭病床的开设，解决了患者住院、陪护、饮食、资金等困难，特别是一些慢性病患者，在不脱离日常家庭环境和亲人关怀的情况下，得到了及时的治疗和护理，从而满足了基层群众的卫生服务需求，提高了社会效益。

（一）家庭病床护理的含义

　　家庭病床护理是以家庭作为护理场所，选择适宜在家庭环境下进行医疗或康复的病种，让患者在熟悉的环境中接受医疗和护理，既有利于促进患者的康复，又可减轻家庭经济和人力负担。家庭病床的建立使医务人员走出医院大门，最大限度地满足社会医疗护理需求，服务的内容也日益扩大，包括疾病普查、健康教育与咨询、预防和控制疾病发生发展，从治疗扩大到预防，从医院内扩大到医院外，形成了一个综合的医疗护理体系。家庭病床是顺应社会发展而出现的一种新的医疗护理形式。

　　家庭病床以家庭为单位，服务对象是各种在家里进行治疗护理的患者，家庭病床服务的病种多数是慢性病和老年病。

（二）家庭病床护理的特点

1. 护理内容广泛　家庭病床护理面临各种各样的综合性问题，轻重患者都有，且对患者要做

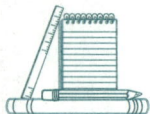

全面的护理工作，包括辅助治疗、生活护理、心理护理、健康教育等，任务繁重。家庭责任护理人员要协助患者家属改善环境，合理安排患者生活，帮助患者进行必要的功能恢复训练；对患者家属可以配合的简单操作，护理人员要教会家属，以促进患者康复。

2. 护患关系密切　护患关系贯穿护理的全过程，它不仅影响护士与患者的心理需要和行为，还直接影响着患者疾病的治疗效果与康复状态。建立良好的护患关系，按时按质完成各种治疗与护理工作，促进患者早日康复。良好、亲切的护患沟通，能建立一个互相信任、理解、平等、开放的护患关系，是做好一切护理工作的前提和必要条件。要维护好护患关系，家庭责任护士还必须尊重患者，具备高尚的情操，平等待人，学会容忍，必须具备精湛的技术和丰富的专业理论知识。

3. 心理护理要求高　家庭病床的患者多数为心脑血管疾病患者，年迈体弱，行动不便，特别是偏瘫患者，生活不能自理，往往情绪低落、悲观，对康复失去信心，且认为增加其家庭负担，故易产生心理障碍。护理人员要深入了解患者的心理活动，创造良好的沟通氛围，及时排除不健康的心理障碍，解决其心理问题，增强战胜疾病的信心。同时要注意家属的心理活动，说服家属理解患者，关心、体贴患者，给患者以心理支持。

4. 亲情化服务特点　亲情化服务体现"以人为本，患者至上"的服务理念，现已贯穿临床护理工作中。家庭病床护理在家庭中进行，更有利于开展亲情化服务，与患者建立亲情关系，在亲情的护理行为中，给患者一种依赖感和安全感。家庭责任护士要进行角色转换，强化角色意识，进行换位思考，设身处地为患者着想，做患者的朋友、亲人，分担、解决患者的痛苦。要具有爱心、良心、同情心，关心每一位患者和其家庭，时刻记住患者的需求，视患者为亲人，尊重患者的人格和权利，做到热情、诚恳、真挚。

（三）家庭护理的伦理规范

1. 一视同仁，平等待患　护士要平等地对待每一位患者，不因患者的职业、身份、经济条件等的差别而区别对待，不以任何借口拒绝或否定他们的合理要求，急患者所急，想患者所想，帮患者所需，对其热情周到地服务。尊重每位患者的人格，保护每位患者的利益，尊重患者的隐私权。

2. 勤奋学习，精益求精　家庭病床护理内容的广泛性要求护理人员不仅应有专业知识，还应具备多学科知识，例如心理学、社会学、预防医学等。家庭责任护理人员要经常学习一些新知识、新方法、新技术，不断提高自己的业务水平，不断提高服务认识，积极进取。还要有机智灵活的应变能力，能够在病情突变的情况下，采取果断的应急措施，恰当地及时救治处理病情。护理人员应掌握不同年龄的患者在各种疾病中的临床特点和护理措施，在护理工作中不断积累经验，刻苦学习专业知识，不断提高自己的专业技能。

3. 不辞辛苦，定时服务　疾病的发生、发展和转归是一个连续的过程，疾病的诊断、治疗和护理也是一个连续不断的过程，任何一个环节都不能随意中断。而家庭病床的患者居住分散，远近不一，护理人员上门服务又往往单独行动，所以护理人员应为患者着想，严格要求自己，遵守时间，按时定点，风雨无阻，不能以天气、交通、私事等理由延误治疗和护理，要切实维护患者的利益。

4. 言语贴切，保守秘密　家庭病床的很多患者由于病程长、行动不便、长期遭受病痛折磨、增加了家庭的经济负担，容易产生消极心理。护理人员要关怀、体贴患者，与患者进行沟通，随时注意患者的心理状态，发现问题并及时开导，但要避免使用简单、生硬、刺激性语言和消极暗示性语言。对所了解的患者家庭情况、经济情况、个人隐私等应保守秘密，不能随意讲，

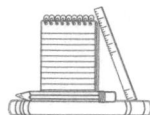

更不要介入患者家庭内部矛盾中。家庭责任护理人员应遵守职业道德，充分尊重患者人格，保护隐私，不向外界泄露相关内容，不将患者隐私作为笑料，一切应从患者的利益出发，避免患者由于隐私问题再次受到身心伤害。

5. **自我约束，做到慎独**　慎独是一种修养、一种情操，也是一种自律。家庭病床独特的护理方式，使护理人员单独处理问题的机会更多，所以家庭病床护士应该时刻为患者的安危着想，树立高度的责任心，持之以恒，防微杜渐，重视护理工作中的每个细节，坚守自己内心的道德底线，坚定为患者服务的信念，忠于职守，遵守纪律，自我约束，自觉遵守各项规章制度和操作规程，不以职谋私，达到慎独境界，为患者提供优质服务。

项目三　突发公共卫生事件应急护理伦理

一、突发公共卫生事件的含义及特点

（一）突发公共卫生事件的含义

突发公共卫生事件是指突然发生，造成或者可能造成社会公众健康严重损害的重大传染病疫情、群体性不明原因疾病、重大食物和职业中毒及其他严重影响公众健康的事件。

（二）突发公共卫生事件的特点

1. **突发性**　突发性公共卫生事件往往都是突如其来的，什么时间、什么地点、发生的方式、暴发后的影响深度和广度，都是人们始料未及的。

2. **公共性**　突发公共卫生事件往往受灾人数多，涉及面广，社会影响大，给社会稳定，人民的日常生活，工作秩序带来了负面影响。很有可能跨国广泛传播，造成全球性的公共卫生事件。

3. **危害性**　突发公共卫生事件不但对个人的身体健康造成危害，而且对一个地域，一个国家造成的经济、人力及政治的损失也是巨大的。

4. **复杂性**　突发公共卫生事件往往患者数量大，发生突然，时间紧迫，缺乏充足的有效信息，其现场抢救、控制和转运救治，原因调查和善后处理涉及多部门联合，应对十分复杂。

5. **紧迫性**　对波及面广、危害大、传染性强的突发事件，如果得不到及时有效的处理，会造成巨大损失。这就要求政府及卫生工作人员等必须迅速做出反应，开展有效应对措施，控制突发事件。

二、突发公共卫生事件的应急护理责任

当发生严重威胁公众生命安全的自然灾害、公共卫生事件时，护士应当服从县级及以上人民政府卫生主管部门或所在医疗卫生机构的安排，立即奔赴现场或临床一线，全力参与伤员的救治，决不能推诿、逃避或耽误患者的抢救工作。

在发生自然灾害、公共卫生事件等严重威胁公众生命健康的突发事件时，不服从安排、不参加医疗救护的护士，县级及以上地方人民政府卫生主管部门可根据情节严重程度，给予警告、暂停执业活动或吊销护士执业证书。

三、突发公共卫生事件应急护理伦理规范

1. **奉献精神**　突发公共卫生事件发生以后，护理人员始终要把患者和广大人民群众的生命安危和伤痛折磨放在首位。在任何情况下，都要敢于担风险，具有负责任的献身精神。即使在自

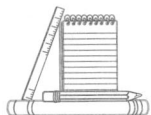

身生命安全受到威胁的情况下，在个人身体遭受磨难的情况下，也不能忘记自己肩负的"救死扶伤"神圣使命。

2. 协作精神　公共卫生突发事件的应对处理是一项复杂的社会工程，需要各个部门的相互支持、协作和共同处理。应对策略的制定不单是疾病部门的工作，还要其他有关部门共同参与和完成。

3. 科学精神　应对突发公共卫生事件要充分发挥科学技术的作用，不遗余力地加强对检测手段、防治药物、防护设备及疫苗、病原体的研究；及时制订应急方案，建立健全突发公共卫生事件的预警系统，加强疾病预防控制和卫生监督检测机构的建设等，有效保障人民的生命安全。

4. 人文精神　突发公共卫生事件的护理本身就是一项崇高的人道主义事业和实践活动，护士必须将人道主义思想和要求作为自己从事本职工作的基本道德准则。突发公共卫生事件的应对处理，强调救死扶伤和珍惜人的生命价值，丰富和发展了"以民为本""为人民服务"的思想。

5. 民族精神　处理突发公共卫生事件要大力弘扬万众一心、众志成城、团结互助、同舟共济、迎难而上、敢于胜利的民族精神。在抗击新型冠状病毒感染疫情的斗争中，各级党政领导高度重视，广大医务工作者站在抗击新型冠状病毒感染疫情的最前线，救死扶伤、英勇奋斗、无私奉献，这些都是民族精神的充分体现。

小结

健康教育是护理工作的一个重要组成部分，护理人员应该及时了解服务对象的心理、生理状况，因人而异开展教育，使每一位公民都能自觉地养成科学文明、健康生活的好习惯。在社区卫生服务护理中应遵循热情服务、礼貌待人，任劳任怨、持之以恒，一专多能、综合服务，严于律己、强调慎独的伦理规范。家庭病床护理具有护理范围宽和时间长等特点，护理人员应遵循同情患者、尊重患者、热心帮助、认真负责、谨慎周密、精益求精等伦理规范。突发公共卫生事件的应急护理具有社会性广、群体性宽、风险性大、时间性紧、协作性强和责任性重的特点，要求护理人员具有协作意识、奉献精神、敬业精神和民族精神等。

复习思考

1. 家庭病床护理的特点。
2. 护理人员在处理突发公共卫生事件中的责任。
3. 突发公共卫生事件的伦理规范有哪些？

扫一扫，查阅
复习思考题
答案

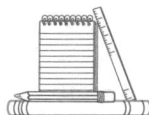

扫一扫，查阅
本模块数字
资源

模块七　临床护理伦理

知识目标

1. 掌握临床护理中门诊患者、急诊患者、危重患者、普通手术患者及特殊患者的伦理规范。

2. 熟悉门诊患者、急诊患者、危重患者、普通手术患者、特殊患者护理的特点及整形外科手术的护理特点。

3. 了解门诊患者、急诊患者、危重患者、普通手术患者、特殊患者在护理实践中的伦理问题，进行初步评判。

能力目标

能够依据门诊患者、急诊患者、危重患者、普通手术患者、特殊患者的伦理要求处理临床相关伦理问题。

素质目标

1. 在对患者实施门诊护理、急诊护理、危重症护理、手术护理及特殊患者护理过程中，具备相应的职业道德和护理伦理观念。

2. 在危重症患者抢救及护理中培养团队合作意识，培养爱患如亲的职业理念。

案例导入

急诊科，点亮生命的灯

患者，男，65岁。1小时前打羽毛球时，感觉胸部不适，由家属陪同步入急诊科。既往有高血压史10年，心绞痛病史4年。分诊护士刘某接诊后，立即用轮椅将患者推至诊查床旁，准备测量生命体征，并通知医生为其诊疗。检查过程中，患者突然出现抽搐，意识丧失，心电监护显示心室颤动。刘某判断患者出现了心搏骤停，立即给予非同步电除颤、胸外心脏按压，医生到达后给予口咽通气道开放气道、肾上腺素静脉注射。由于发现及时，医护密切配合，患者恢复窦性心律及自主呼吸，意识逐步恢复，转危为安。

问题：

1. 刘某的处理措施是否得当？

2. 对于急诊患者护理的伦理规范有哪些？

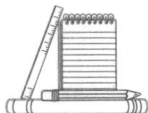

项目一　门诊、急诊与危重症护理伦理

临床护理工作是医院工作的重要环节，是医院护理工作的重要组成部分。临床护理水平的高低直接影响医院的医疗质量，关系到患者的健康。因此，护理人员必须重视职业道德修养，以高度的责任感和事业心做好临床护理工作。

一、门诊护理伦理

（一）门诊护理的工作特点

1. 管理任务繁重　门诊患者数量众多，是患者就医最集中的地方，并且还有大量的陪诊人员、实习生和工作人员聚集在门诊，造成了门诊的拥挤、嘈杂。为了保证患者能够及时有序就诊，得到正确的诊断和有效的治疗，缩短其候诊时间，护士既要做好分诊、检诊、巡诊，还要指引患者去化验、功能检查、取药、注射和处置等。因此，门诊的管理工作任务繁重。

2. 预防交叉感染难度大　门诊人流量大、场地拥挤、患者比较集中，诊疗时间短。各种慢性传染病患者及病菌携带者在就诊前难以及时鉴别和隔离，就诊时与健康人群混杂在一起，极易造成交叉感染。

3. 服务性强　门诊护理虽然也有治疗工作，但更多的是服务工作。做好患者的问询、导医挂号、候诊、接诊、诊治、记账、收费等工作，需要护士提供周到的服务。门诊的诊疗任务是由多科室、多专业医务人员共同承担的，如果处理不好，容易出现互相埋怨、互相推诿的情况，造成患者到处奔波，影响诊治。因此，门诊护士要树立全局意识，加强团结协作。

4. 护患矛盾较多　由于门诊患者多、流量大、环境相对嘈杂，医护人员诊治工作繁忙，而患者都希望能迅速得到诊治，所以患者在待诊时容易产生焦虑、急躁心理，对护士的言行比较敏感。如果护士态度冷漠、安排就诊不当、服务不到位，很容易产生护患矛盾，从而影响医院正常的诊治工作。因此，护士要根据患者的不同情况，做好心理疏导，提供热情和周到的服务。

（二）门诊患者护理的伦理规范

1. 热情服务，高度负责　门诊患者因疾病痛苦、心理紧张、脆弱敏感，加之不熟悉医院环境，人多嘈杂，更易引起恐惧等心理问题。虽然患者的病种和病情各不相同，但他们都有一个共同的心愿，那就是渴望得到医护人员的热情帮助，并尽快地解除病痛从而恢复健康。因此，护理人员要理解、同情患者，更要热心、热情地帮助患者。

2. 技术过硬，作风严谨　门诊护理工作中，患者的病种、病情各不相同，这就要求护士必须掌握扎实的医学理论、人文社会学科知识和娴熟的护理操作技能。护士要严格遵守各项规章制度，实事求是，作风严谨，严密观察护理中的细小变化，对可疑病情或意外情况绝不能轻易放过，要让患者留观至无事为止。

3. 尊重患者，团结协作　门诊护理工作是一个系统工程，护士不仅要处理好护患关系，尊重患者及家属，而且还要密切关注医护关系、护护关系及与其他各部门的关系。和谐的人际关系是做好护理工作的重要基础，也是护士个人成长不可缺少的外在条件。因此，门诊各个部门彼此相互信任、相互支持，不但可以提高工作效率，同时也可为患者提供一个良好的治疗环境。

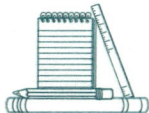

4. 优质环境，健康宣教 安静、优美、标记清晰、舒适的门诊就诊环境，可使患者、医护人员产生一种舒适感。愉快的心理效应，有利于提高工作效率和诊治效果。在创造良好就诊环境的过程中，护士肩负着重要的责任。保持门诊科室整洁化、秩序规范化，以提高门诊的医疗护理质量。门诊护士要对候诊患者进行健康教育，传播卫生保健知识，提高全民自我保健的能力，养成自觉的健康行为。

二、急诊护理伦理

（一）急诊护理的工作特点

1. 随机性大 急诊患者发病突然，因而就诊时间、人数、病种、病情危重程度等都难以预料，具有很大的随机性。随着社会的迅速发展，各种突发事件的增多，短时间内可能有大批伤员到达并需要紧急处置与抢救，工作量会骤然加大。因此，急诊护士必须常备不懈，包括思想、业务、急救设备和抢救药品的保障，随时都能应对紧急情况下的急救需要。

2. 时间性强 急诊患者病情紧急，变化快，对于许多神志不清、意识模糊或意识障碍的患者，既不能详细提供病史，又不允许按部就班地进行体格检查，需要立刻投入抢救。因此，急诊护理必须争分夺秒，尽量缩短从接诊到抢救的时间，挽救患者的生命。

3. 主动性强 急诊患者病种复杂，疾病谱广，往往涉及多系统、多器官、多学科，常需多学科医护人员协同抢救，要求急诊护士能准确分诊，并及时通知相关科室的医生进行诊治与抢救。在医生到来之前，护士除了严密观察病情变化、做好必要的抢救准备工作，还应根据病情的需要，主动及时给予紧急处理，如心肺复苏、止血、包扎、吸氧、吸痰、测血压、人工呼吸、建立静脉输液通路、血型交叉检验、配血等，为医生诊断、治疗提供必要的帮助，赢得抢救成功的先机。在医生到来之后，护士应机敏镇定地与医生密切配合，全力以赴，挽救患者生命。

（二）急诊患者护理的伦理规范

1. 注重时效，冷静果断 急诊护士要牢固树立"时间就是生命"的观念，谨记"黄金时间"，在时间窗内，尽早采取救护措施，获得更好的救护效果。同时急诊护士还要有敏锐的观察力，及时发现病情变化，果断、冷静作出判断，迅速采取措施，投入抢救工作。

2. 同情理解，情绪疏导 急诊患者发病急、病情重，患者及家属往往焦虑、紧张、痛苦、急躁甚至言辞犀利，护士应"急患者所急，想患者所想"，理解患者及家属的焦虑、紧张情绪，注意倾听患者及家属的诉求，热情、负责地对其实施护理，并及时将患者病情告知。对于自杀患者，应加强沟通，帮助其摆脱悲观厌世情绪，重新树立生活的信心。患者抢救无效死亡，要做好家属的心理安抚。

3. 技术精湛，灵活应对 急诊护士所面对的患者不仅疾病谱广，而且常多种疾病共同存在，这就要求护士不仅要有扎实的理论基础和精湛的急救技能，还要善于将急救理论知识与其他学科知识相互联系、融会贯通。面对复杂多变、快节奏的工作性质，护士还应不断总结经验，善于分析在抢救中遇到的各种问题，增强应变能力，在突发状况下做到快速反应。

4. 高效施救，通力协作 急诊患者的病情复杂多变，涉及多个系统、多个器官，经常需要多学科、多专业的医务人员共同协作、密切配合。明确的分工与合作、严密的抢救流程、定期的急救演练，才能保证抢救时有条不紊、忙而不乱。随着社会的发展，突发群体伤日益增多，短时间内出现大批伤员，护士需要具备良好的团队合作精神，通过与其他同事、科室或有关部门专业而高效的协作，使救治获得成功。

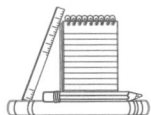

知识拓展

急救医疗服务体系

急救医疗服务体系（emergency medical services system，EMSS）是集院前急救、院内急诊诊治、重症监护和各专科的"生命绿色通道"为一体的急救网络，即院前急救负责现场急救和途中救护，医院急诊科和重症监护病房（intensive care unit，ICU）负责院内救护。它们既有各自的职责又相互紧密联系，构成一个科学、高效、严密的组织和统一指挥的急救网络。

EMSS 在概念上强调急诊的即刻性、连续性、层次性和系统性，既适合于日常急诊医疗工作，又适合大型灾难事故的急救。目前，急救医疗服务已向国际化、全球化发展。

三、危重症护理伦理

（一）危重患者护理的工作特点

1. 护理工作繁重 危重患者病情紧急、变化快，需要处理的问题比普通患者多几倍。重症患者的救治过程涉及较多急救护理技术，操作难度大。许多危重患者神志不清，生活难以自理，护理工作量大。患者及其家属在遭受危重病打击后存在许多心理问题和顾虑，需要加强心理护理，但有时对他们进行疏导工作会比较困难，在一定程度上增加了护理工作的难度。

2. 护士素质要求高 鉴于危重患者护理任务艰巨，护士必须具备全面的业务素质、良好的身心素质、丰富的临床护理与抢救经验，以及较高的职业道德修养。此外，护士在抢救时由于工作量大、时间紧迫，缺乏与患者及家属充分沟通交流的时间，容易产生护患纠纷。要求护士具备良好的沟通能力，避免或减少护患纠纷。

3. 护理伦理难题较多 鉴于危重患者的特点，在护理工作中也经常会遇到一些伦理难题，如履行人道主义与经济效益的矛盾；高科技监护设备的应用与护士过分依赖仪器的矛盾；知情同意与保护患者隐私的矛盾；卫生资源分配与患者实际需要的矛盾；患者拒绝治疗与维持患者生命的矛盾；安乐死与现行法律的矛盾等。因此，怎样面对自主、不伤害、行善、公正等护理伦理的具体原则，如何协调医嘱与患者家属意见的关系，都已成为有关危重患者护理工作中所面临的特殊问题。

（二）危重患者护理的伦理规范

1. 果断与审慎 危重症患者有急、危、重、险等特点，护士护理过程中，务必小心谨慎、一丝不苟、冷静观察、正确判断，及时发现患者的危险征兆和险情。配合医生果断处置，要胆大细心、不怕困难、勇担责任，但千万谨记，切不可武断鲁莽、贸然行事，即使患者已渡过险关，也需加强巡视，严密观察病情变化，主动预防可能出现的并发症。

2. 敏捷与严谨 抢救危重患者时，护士要强化"时间就是生命"的观念，反应迅速、行动敏捷，使患者能得到及时有效的治疗和护理。要求护士小心谨慎，无论白天、黑夜，无论有无旁人监督，都要严格遵守"三查八对"等操作规程，切不可因时间紧就马虎从事，随意违反规章制度，从而造成严重后果。因此，要求护士必须保持头脑清醒，细心观察，及时发现病情变化，并立即报告给医生以便快速地采取抢救措施。

3. 机警与冷静 危重患者的病情复杂多变，险情可能随时发生。在护理过程中，要求护士必

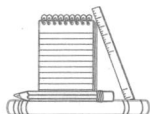

须具有高度的警觉性和良好的观察力，及时发现和捕捉危重患者出现的危险信号和险情。当危重患者出现病情变化时马上向医生报告，冷静地投入应变行动，努力使患者转危为安。

4.理解与宽容　危重患者对突发的巨大变故，往往缺乏心理准备，或因经济窘迫难以承受高昂的救治费用，且急危重症患者的护理单元相对封闭，无家属陪伴，患者容易表现出孤独、惊慌、恐惧、易怒、焦躁等心理状态，可能会对医护人员进行无端指责。面对这种情况，护士要同情理解患者，决不能与患者发生争执而使矛盾激化。在施行各项操作前做好解释工作，操作时动作轻柔、语言温和，用行动赢得患者及其家属的理解与配合。

5.慎独与协作　危重患者的抢救护理工作大多数在无人监督的情况下进行，对患者的治疗护理处置是否得当，消毒、隔离措施是否到位，用药是否准确有效，收费是否合理，患者及其家属往往很难了解，全靠医护人员慎独的道德修养。对危重患者的救治，护士常常需要集思广益、同心协力，共同为患者服务。只有通过团结协作，调动各方面的力量，才能救治成功。

项目二　手术护理伦理

手术是临床上治疗疾病的重要手段，具有见效快、不易复发等优点，但同时存在损伤性、较大的风险性、失误的不可逆性等特点。护士虽然不是手术的决策者和直接执行者，但需要护士的共同参与、配合、协作，任何一个环节的失误都可能使手术失败，因此，护士发挥着重要的作用。手术护理有其特殊性和相应的护理道德要求。

一、普通手术护理伦理

（一）普通手术护理的特点

1.严谨性　护士要严格执行各项规章制度。手术前有严格的术前护理准备要求，手术室有严格的无菌制度，手术中有严格的分工和操作要求，手术后有严密的观察制度等，而且要求认真执行，相互监督，确保手术的成功和患者的安全。

2.主动性　手术治疗是一种有创性的治疗方法，术中存在风险，在抢救急症和危重患者时，护士应发挥主动性。此外，随着科技的进步，手术室护士的工作内容有了更广的范围。手术室护士工作配合也由传统被动机械型向现代主动参与型转变。手术室护士工作主动性的高低已成为评判手术室护士工作质量高低的重要指标。主动到位的护理服务的后盾是娴熟的操作技能，也是手术室护士专业素质的体现。

3.衔接性　手术分为术前、术中和术后三个阶段，每个阶段的护理工作都是由不同的护士担当，前一个阶段的护理质量直接影响下一个阶段治疗的开展。各阶段护士应主动、充分了解手术方案，做到严格交班，各负其责，相互衔接，为患者提供整体的手术期护理。

4.协作性　手术治疗的协作性体现在医护协作、医技协作及护理团队内部的协作。团队成员之间密切配合，才能确保手术顺利完成。同时，各科室护士要通力协作、全面交接，为患者提供安全的手术期护理。

（二）普通手术护理的伦理规范

1.术前

（1）心理护理，消除顾虑　手术时间确定后，患者往往心绪难平。一方面既希望通过手术帮自己解除疾病的痛苦和折磨，另一方面又惧怕手术带来的疼痛和损伤，常产生紧张不安、焦

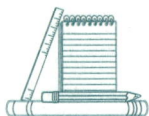

虑恐惧等情绪。此时，护士应主动关心体谅患者，耐心细致地做好患者的心理护理，协助医生做好与患者及其家属的沟通，解除患者关于手术的各种疑虑，帮助患者调节不良情绪，鼓励患者以乐观的心态迎接手术。

（2）完善手续，知情同意　知情同意是患者的权利，详细告知患者相关情况是医护人员的义务。因此，医务人员要在手术前选择恰当的场合，以恰当的方式向患者及家属详细交代手术风险、手术方式、麻醉方式、术中及术后并发症、预后等，取得患者及家属的同意并签署手术同意书。作为护士，要充分地了解和认同手术方案，完善手术应具备的手续，协助患者做好术前准备和健康指导，确保手术顺利进行。

（3）优化环境，准备周全　护士应为患者创造一个整洁、安静、舒适的环境，保证患者得到良好的休息是手术顺利开展的必要条件。此外，为确保患者的手术安全，护士应严格按照操作规程、积极主动地做好术前准备工作。如遵照医嘱给患者用药，按要求做好皮肤、肠道准备；准确查对患者姓名、性别、科室、手术诊断、手术名称、手术部位、血型、所需物品等，避免差错事故的发生；认真检查各种电器、手术器械，确保功能完善和安全；确保抢救药品齐全和位置固定等。此外，护士还应及时准备好患者术后需要的床单位、设备及物品等。

2. 术中

（1）保持肃静，体恤患者　手术过程中，在患者面前不要大声讲话，减少不良刺激，不得谈论与手术无关的话题，保持手术室的严肃安静。此外，由于患者进入手术室后心理紧张会进一步加剧，因此护理人员应陪伴在患者身边，关心照顾患者，让其以良好的情绪配合手术。如简单介绍手术室环境；主动搀扶患者上手术台，严格按照手术要求暴露手术部位，并注意保暖，为患者擦拭其额头上的汗水，紧紧握住患者的手给予心理支持等。

（2）密切配合，一丝不苟　手术是由团队共同配合完成的，护理人员要从患者利益出发，服从手术全局的需要，与手术团队成员间相互尊重、相互支持、相互理解、通力合作。此外，手术中很多操作是需要护士独立处理完成的，任何疏忽和处理不当，将耽误工作，给患者造成伤害，因此护士要秉持认真负责、一丝不苟的原则。如手术中要熟知手术的步骤和护理配合的要求，技术熟练、反应灵敏、沉着冷静、果断细致；传递器械要眼明手快、准确无误；伤口缝合前要认真清点核对器械敷料等，坚决杜绝手术事故的发生。

（3）理解家属，耐心解疑　患者家属往往急于了解手术的进展和结果，护士应给予充分的理解，哪怕工作再忙，也不可冷眼相对，要保持和蔼的态度，耐心回答家属的问题，并给予必要的解释，以消除他们的焦虑和不安。若家属提出不合理要求干预手术正常进行时，护士应予以拒绝并做好解释。待手术结束后，应主动将手术结果告知患者家属。

3. 术后

（1）密切观察，谨防意外　护理人员应在手术患者回病房前就做好术后护理准备工作。等到患者回到病房后，要迅速就手术有关情况进行详细交接，同时要准确执行术后医嘱，并密切观察患者病情变化，尤其要注意呼吸道是否畅通、引流管和导尿管有无异常、手术创口有无渗血、生命体征是否正常、有无休克和内出血等现象，若发现异常应及时通知医生，并协助做好紧急处理，尽量减少或消除术后可能发生的意外。

（2）安抚鼓励，减轻疼痛　患者麻醉苏醒后，伤口疼痛开始发作，活动及饮食受限，以及身上的各种导管和引流管会给患者造成很大痛苦。护士应遵医嘱及时给予镇痛药物，减轻患者痛苦。有些患者还因手术失去某些生理功能或机体组织而产生焦虑、抑郁等心理问题。此时护理人员应理解患者的心情，及时给予有效的心理护理，尽量减轻患者的痛苦，安抚患者不良情

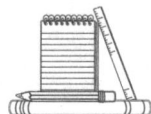

绪，开导他们正确对待伤残，并创造良好的病房环境，鼓励患者进行适度运动，增强信心。

（3）健康指导，促进康复　护士在手术结束后应主动指导并协助患者术后饮食，指导并教会患者恢复期配合治疗、护理的相关知识和技能，积极协助患者逐渐恢复自理能力。例如，向患者及家属讲解术后早期下床及功能锻炼对康复的重要性。出院前告知患者复诊时间、用药指导、促进康复的相关知识及生活中的注意事项，促进患者早日康复。

二、整形外科手术护理伦理

整形外科是外科学的一个分支学科，又称整复外科或成形外科，治疗范围主要是皮肤、肌肉及骨骼等创伤、疾病，先天性或后天性组织或器官的缺陷与畸形，专门治疗人体外表先天性或后天性缺陷及面部、形体缺乏美感的一门学科。随着生活水平的提高，人们对自身容貌、形体美的要求也越来越高，加之整形外科技术的日渐成熟，目前整形外科已在我国各大医院临床上广泛开展，以满足人们对美的迫切追求。

（一）整形外科手术护理的特点

1. 审美意识强　整形手术既是医学手术，又是医学美学艺术，需要遵循美学的观念和规律。因此整形外科的护士要有较强的审美意识和美学知识，既要理解和支持有缺陷的人大胆地选择美、追求美，还要以审美观去审视和护理受术者，鼓励患者在康复过程中要有信心、耐心和毅力，帮助其回归正常的社会生活。

2. 心理护理难　整形手术的患者因畸形、缺陷，或因意外事件导致某些功能丧失或容貌改变，往往比较苦恼、自卑和孤独，缺乏生活勇气、敏感、多疑等，他们害怕抛头露面、害怕社交、害怕别人异样的眼光。他们既期望回归正常，又担心手术失败，内心异常矛盾。因此，在护理过程中，护士要做好患者的心理疏导工作，消除不良情绪，理解和支持他们对美的追求。

3. 护理任务重　整形外科病种复杂、内容多，再加上大多数患者都有不同程度的生理功能障碍，尤其是手术后生活自理能力下降的患者，需要护士不但要做好临床基础护理，而且还要做好整形外科的专科护理，有些甚至还要做好生活护理，如穿衣、喂饭、服药、大小便、下床活动等，所以护理整形外科手术的患者比护理其他外科的患者任务重。

（二）整形外科手术护理的伦理规范

1. 做好心理护理，尊重患者人格　整形外科的患者，由于生理上存在某些缺陷，往往导致心理失衡，如自卑、敏感等。在护理过程中，护士要充分了解并尊重患者合理的需要和诉求，尊重患者人格，做好解释、安慰工作，消除患者压抑、低落等不良心理，密切配合医生，尽力满足其追求美感的需求。

2. 关心患者身心，减轻患者疼痛　整形美容手术患者，为移植组织的需要，要求供给移植组织的部位与接受移植组织的部位在一定时间内保持一定的姿势，如头部、臀或腿，甚至是整个身体需要固定数周时间，患者因此会很不舒服，尤其在术后一周内，疼痛剧烈，甚至痛不欲生。这就要求护理人员要更加关心患者，多给患者安慰，转移其注意力，并根据病情需要，给予适量镇痛药物，尽量减轻患者痛苦。同时应密切观察病情，防止意外发生。

3. 刻苦钻研技术，促进患者康复　整形外科手术护理的范围广，涉及眼科、神经科、胸外科、妇科、五官科、口腔科、皮肤科、泌尿科及肿瘤科等学科，工作任务繁重。护士要做好整形外科护理工作，必须努力学习、刻苦钻研，掌握整形外科医学的基本理论和护理技能，积极学习国内外先进技术，对护理工作精益求精，更好地为广大有审美需要的群众服务。

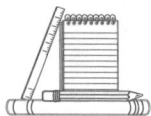

项目三 特殊患者护理伦理

一、妇产科患者护理伦理

（一）妇产科护理的工作特点

1. 护理责任重大 妇产科服务对象包括产妇、新生儿及妇女在非孕期生殖系统的生理病理、生育等多个领域。因此，妇产科护士的工作内容繁杂而辛苦，既要完成正常患者的临床护理任务，又要考虑女性生殖系统的健康恢复，对各种治疗措施既要考虑疗效，又要重视不良反应，而且还要考虑对胎儿和婴儿的影响，预料可能发生的各种意外，积极做好应对策略。妇产科护理工作繁重、操作复杂的特点尤为凸显。

2. 患者心理问题多 妇科患者病变的部位多发生在生殖系统，护理部位具有特殊性。性传播疾病、未婚先孕、月经不调、不孕等病证的患者都不愿他人知晓病情，不同的患者会有各种不同的心理，这就要求护理人员要及时发现、正确对待。

3. 护理技术要求高 要求护士系统掌握妇产科疾病的特点，急、危、重症的特点及妇产科患者的心理特点，努力学习，丰富自己的专业知识，熟悉临床操作技能，工作态度严谨、求真务实。认真对待每一位患者，做好妇女和孕产保健，保障母婴安全。

（二）妇产科患者护理的伦理规范

1. 尊重患者，维护利益 护士要尊重患者的人格，不歧视；尊重患者的知情权和自主选择权，竭诚为患者服务。用高度的同情心和责任感关心照顾每一位患者，不能使用伤害性语言，以免对患者造成心理伤害。妇科和产科检查时，务必做到态度严肃、行为端庄，严格执行无菌技术操作原则。为患者做检查时，未征得本人同意，不允许无关人员在场。对未婚女性做检查时尤其要注意保护处女膜的完整。

2. 同情体贴，保护隐私 对患者的合理要求，尽量满足，了解患者的心理，真诚对待患者。在和患者交流时应单独访谈，对患者的个人经历不作评价，慎言守密，给患者充分的信任和安全感。在妇产病房检查和治疗操作时，要注意避免暴露患者身体，如乳房、腹部、会阴部、臀部。男医生为患者做检查时应有女性护士在场。严格避免因医护人员言行不谨慎给患者及其家庭带来的痛苦和不幸。

3. 亲切友善，循循善诱 由于妇产科疾病的特殊性，患者往往精神和心理压力大，如害羞、压抑、恐惧等心理。而且，由于某些妇科疾病需要接受手术治疗，甚至切除相应的女性器官，患者也会对此产生自卑、抑郁、失落等心理。妇产科护士应充分了解患者可能存在的心理问题，关心体谅患者，向患者及其家属耐心地讲解治疗的必要性，切忌言语粗鲁、态度生硬。对于需要手术的患者，应讲解手术治疗的必要性及术后对患者机体功能的影响等，使患者及其家属能更科学地认识治疗的效果，从而减轻其不良的心理情绪，更好地配合治疗和护理。

4. 作风严谨，坚持原则 妇产科用药要特别谨慎，对于孕期、哺乳期妇女，严禁使用对胎儿、婴儿有不良反应的药物，应以患者及他人的健康为前提。

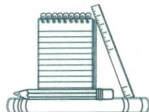

二、儿科患者护理伦理

（一）儿科护理的工作特点

1.护理关系特殊，工作紧迫 儿科患者都是未成年孩子，婴儿缺乏语言表达力和理解力，即使稍大点的患儿也没有完全的自主能力和判断能力，必须有父母的监护，一般患儿就诊都是听从家长意见。现代患儿家长对医疗服务要求高、维权意识强，加之儿童处于生长发育的阶段，免疫低、易感染、发病急、变化快，这些就要求护理人员具有高素质的护理服务，采取有效的医护措施，促进患儿的尽快康复。

2.护理难度增大，任务繁重 患儿治疗和护理过程中往往不能很好地配合医护的各种检查、诊疗和护理，给医护治疗工作带来难度，所以儿科护士除了担负治疗护理及生活照顾工作，还应对患儿进行良好的教育与培养，从而促进和保证患儿的健康成长。

（二）儿科患者护理的伦理规范

1.耐心体贴，关爱患儿 爱护少年儿童是我国的传统美德。患儿来到陌生的医疗环境下，面对陌生的医护人员，大多有恐惧、哭闹、焦躁不安、任性等情绪。因此儿科护士要像父母一样关心、体贴患儿，缓解患儿恐惧和焦虑的情绪。不同年龄患儿个体差异也比较大，护士只有真心关爱患儿，才能做到体贴入微。

2.细致观察，慎重行事 儿科患者发病急，病情变化快，要求护士细心看、仔细听，善于在细微变化中观察并发现问题。如年龄较小的患儿不会诉说病情，护士应细致地观察病情的变化，包括患儿的精神状态、生命体征、吸吮、大小便的变化及哭声等，以便及时发现病情变化的征兆，同时做出分析和判断，及时报告医生并配合处理，以免病情加重或因发现不及时而延误抢救。

3.作风严谨，认真负责 儿科护士应本着对患儿及整个家庭负责的态度，密切关注患儿对治疗的反应，特别要注意药物的不良反应。儿科护士是患儿和家庭沟通的桥梁，有责任为促进儿童的健康发育向其家庭提供相关的健康保健知识。

三、老年患者护理伦理

（一）老年患者护理的工作特点

1.病种复杂，发病迅速 老年人多因机体功能衰退，患慢性病较多，如高血压、冠心病、糖尿病、脑出血、脑血栓、肺心病、恶性肿瘤等，且老年人大多患病时间长、种类多，经常有慢性病急性发作或突发急性病变患者，疾病特点为发病迅速、反复发作、住院周期长，护理工作任务繁重。

2.心理特殊，护理要求高 老年患者大多对医院的人、事、物缺乏信赖和安全感，精神过度紧张。有的患者对医院环境恐惧紧张、抑郁、焦虑，往往在接受手术和药物治疗、生活护理时会提出各种质疑和要求；有的患者表现为悲观失望，无生存信心，又怕死亡过早来临，反复交代后事，渴望护士给予足够的关注；有的患者沉默不语，对周围一切人，包括家属和医护人员厌烦，甚至敌视。这类患者大多不配合治疗，有的甚至拒绝服药打针，这在很大程度上增加了护理工作的难度。同时，老年人群中的常见病，如心脑血管疾病、恶性肿瘤等，病情多危重，对护理工作要求较高。老年患者因各器官功能衰退，行动不便，反应迟钝，自理能力差，大多生活上需要他人协助或完全需要他人照顾。

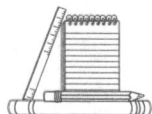

（二）老年患者护理的伦理规范

1. 尊敬老人，待患如亲 尊敬老人是我国的传统美德之一，医护人员更要注意对老年患者人格的尊重。新的医学模式强调"以人为本""待患如亲"，医护人员的一切医疗言行都要以有益于老年患者的身心健康为出发点，关心、爱护患者，让医疗护理工作的每一个环节都充满人性化关怀。医院收治的老年患者大多长期或多次反复住院，他们备受各种疾病的折磨，经常会感到病房生活乏味及对自己病情焦虑、恐惧、担忧，加重了患者的不安全感和孤独感，医护人员在注意患者身体变化的同时更应注意患者情绪变化，耐心做好解释、安慰、劝导工作，进行积极有效的心理干预，防止或减轻负面情绪的发生，保证医疗护理工作的顺利进行。

2. 耐心周到，认真负责 老年人病情复杂，身患多种疾病，且多个系统疾病混杂在一起，很多患者行动不便或需长期卧床休息，或丧失生活能力，或病程较长、恢复较慢、治疗效果不明显等，使他们着急、疑惑甚至信心不足，医护人员要耐心周到，针对患者的心理给予开导，始终以深切的同情心和人道主义精神细心治疗和护理。认真负责，不急躁、不厌烦，对患者多接近、多询问、多安慰、多鼓励，耐心细致地为患者调理心情，有的放矢地进行医疗护理操作，使他们愉快地接受治疗、配合护理工作。

3. 热爱事业，无私奉献 老年患者对医疗护理工作的评价是严格的。这就要求我们首先热爱医学事业，尤其是热爱老年护理保健事业，有高度的义务感、责任感，加强道德培养，陶冶情操，提高素质，虚心学习，不断充实医学知识，掌握精湛的医疗护理技术，以适应"生物－心理－社会"医学模式的需要。要加深护患之间的了解，建立一种亲切友好、合作性的医患关系，以取得患者的信赖和尊重，使老年人在治疗和护理过程中得到心理上的满足。

四、精神障碍患者护理伦理

（一）精神障碍护理的工作特点

1. 患者配合的困难性 精神障碍患者自制力差，不能像其他科室的患者那样讲述身体的不适，患者的有关信息和资料基本来源于家属或其他人员，这就给了解病情带来了一定困难。在为患者进行治疗护理时，由于患者缺乏自知和自制，常常是在看管甚至强迫下进行的。患者不合作的行为给各项护理操作带来了一定的难度。

2. 病房管理的复杂性 精神病患者发病时，其思想、感情和行为常常超出社会一般人的行为规范，对自己的行为缺乏自控能力，生活不能自理，易出现伤人、自伤、毁物等行为，甚至殴打医护人员，影响病区正常秩序，给病区管理增加了难度。

（二）精神障碍患者护理的伦理规范

1. 慎重诊断与治疗 对怀疑精神病障碍的患者诊断要持慎重态度，错误的诊断可能使患者接受不适当的治疗，给患者带来痛苦，又无效果，使患者无端地遭受各种精神压力及治疗的不适感。

2. 使用文明用语，注重心理治疗 由于精神障碍患者往往遭受了强烈的生活事件，其发病除了生物性因素外，还与社会、心理因素有明显的相关性，因此在诊治过程中医护人员要注意语言艺术，不要让患者再受伤害，且应注重心理治疗。

3. 尊重患者人格，维护患者权利 对于患者出现的各种不正常言行，精神科医护人员对其不能有任何歧视和耻笑的观念和行为，要充分尊重患者的人格、保护患者的权利、满足患者各种正常的要求及嗜好。由于患者缺乏自我保护能力，医护人员要以高度责任感和人道主义精神去保护患者，保证其不受伤害。

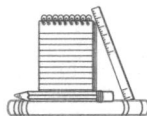

4.正确对待异性患者 医护人员为异性患者查体时要有第三者在场。患者在妄想及低级妄想支配下，向医护人员提出各种不合理的要求应坚决拒绝，耐心说服，不讽刺挖苦。

5.保护患者隐私权 在精神疾病诊治过程中，医护人员需了解患者所处的社会环境、个人生活经历、婚姻状况、性生活史及病后的各种观念及行为，医护人员应对此保密。

五、传染科患者护理伦理

（一）传染科护理的工作特点

1.切断传播途径，控制传染源 传染科护理的重要任务就是控制传染源，切断传播途径，保护易感人群，建立一套完善的程序和严格的消毒隔离制度。这是控制传染病的传播和防止交叉感染的重要保障。

2.心理护理任务重 传染病患者的心理情况复杂多变，容易产生很多心理问题，如自卑感、孤独感、被歧视感等。急性传染病发病急骤，患者缺乏思想准备，情绪易受病情变化影响而出现波动；慢性传染病患者因恢复较慢而易出现悲观失望，加之社会上对传染病的偏见，更加重了其精神负担。护理工作的一部分就是发现各种心理问题，适时开导，使患者坚定信心，能够在疾病治愈之后顺利回归社会。

3.社会责任重大 在传染病护理过程中，护士不仅要对患者负责，而且要对自己、他人和整个社会负责。对传染病患者要做到"早发现、早诊断、早隔离"，以提高全民的预防疾病和卫生保健意识。传染病护理工作要求护士必须严格执行各项规章制度，及时上报疫情，严格控制传染源，避免造成严重的社会危害。

（二）传染科患者护理的伦理规范

1.爱岗敬业，勇于奉献 护士与传染病患者朝夕相处，不可避免地要接触具有传染性的分泌物、呕吐物、排泄物等，尽管有较完备的防护和消毒隔离措施，但医护人员被感染的风险性仍较高。因此，护士要乐于奉献，爱岗敬业，严格执行消毒隔离制度，注意自身防护，避免交叉感染。在突发公共卫生事件时，许多护士不顾个人安危，全身心地投入救护的工作中，甚至献出了自己宝贵的生命，用实际行动诠释了职业奉献精神。

2.尊重患者，加强疏导 同其他科室的患者相比，传染科患者的心理压力较大，心理需求也较多，护士应设身处地为患者着想，同情、关心和理解他们，尊重他们的人格，尽量满足他们的合理心理需求。通过有针对性的心理疏导，向患者讲述有关传染病的知识，传播方式，预防措施，隔离的目的、意义和注意事项，使他们能够科学地认识传染病，主动配合治疗。

3.预防为主，服务社会 控制传染病要坚持"预防为主"的方针，做好对患者、家属和整个社会防治传染病的知识宣传和健康教育，使他们积极参与预防保健和预防接种的工作中。加强对传染病患者的管理，执行各项规章制度，全方面做好消毒、灭菌、隔离工作。加强儿童的计划免疫，向群众宣传艾滋病的传播方式及预防控制方法等。在传染病的防治工作中，医护人员既有治疗患者的义务，又有控制传染源、切断传播途径和保护易感人群的责任。

六、肿瘤科患者护理伦理

（一）肿瘤科护理的工作特点

1.多学科相结合的护理专科 肿瘤科的护士在外科治疗、化疗、放疗、免疫治疗等各种癌症治疗中起着重要作用。随着护理模式的转变及人类社会的进步，癌症患者心理、康复、临终关怀等边缘学科逐渐渗透在肿瘤护理中，同时肿瘤可发生于人的各年龄层次，从婴幼儿到老年并

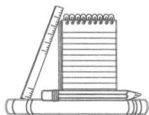

可累及各组织器官，因此肿瘤护理专业涉及生理学、心理学、康复学、儿科护理学、老年护理学等多学科。

2.重视心理－社会因素的影响　恶性肿瘤对人们的心理、社会和情感的稳定性影响很大，特别需要护士的关怀及理解，并要求护士必须具备心理学、社会学的知识，通过交流和疏导以调动患者内在应对危机的能力，坚定患者与癌症作斗争的意志，使其主动配合治疗，以达到良好的治疗效果。

3.减轻不良反应，提高生活质量　肿瘤患者病情发展至终末期时，护士尽可能地为晚期患者提供舒适、安静的环境，由于肿瘤在治疗过程中不良反应较大，因此护士在护理过程中要重视和尽可能减轻放、化疗的不良反应，减轻痛苦，实施临终关怀，使其保持良好的功能和较高的生活质量，维护临终患者的尊严，帮助他们平静、无痛苦地走完人生的最后旅程。

（二）肿瘤科患者护理的伦理规范

1.尊重患者，减轻疼痛　护士要有效评估患者疼痛等级，遵医嘱正确实施三阶梯给药法；认真倾听患者倾诉，鼓励患者表达痛苦，分散患者注意力，尽可能减轻患者疼痛。

2.关怀照顾，引导适应　对确诊为肿瘤的患者，心理往往很难接受事实，作为护士，及时为患者进行心理疏导，通过讲解励志的案例，激发患者战胜疾病的信心；对于愤怒期的患者，护士要做好自身防护，同时引导患者选择合适的发泄方式。

3.尊重自主，施救有度　对确诊肿瘤的患者，有些家属选择隐瞒患者病情。针对不同的患者，医护人员应根据情况合理关怀，但患者有基本的知情同意权，为方便后续治疗，还需要患者的配合时，医护人员有必要通知患者本人病情。

小结

本模块主要讲述了门诊护理、急诊护理、危重症患者护理、普通手术护理、整形外科手术护理、特殊患者护理的工作特点及相应的伦理规范。在临床护理工作中，护理人员要根据不同科室患者的特点有针对性地开展工作。门诊、急诊和危重症患者随时都会有生命危险；手术患者猜疑、害怕、顾虑重重；妇科患者敏感、害羞、胆小、脆弱；儿科患者病情变化快，自述能力差；老年患者身体衰弱、生理功能退化、内心孤独、寂寞无助；精神障碍患者因认知障碍，或躁狂，或抑郁；传染科患者存在忧虑感、被限制感、自卑感和不安全感等。护理人员要把握各类患者的生理和心理特点，有的放矢地开展临床护理工作，保证各科伦理规范在护理实践活动中贯彻落实。

实践活动

【情景模拟 1】

活动方式：组织学生进行急诊科突发群体伤预检分诊的情景模拟及讨论。

活动目标：提高学生对急诊患者正确分诊重要性的认识，加深对急诊护理伦理要求的理解。

活动步骤：①向学生说明情景模拟的目的与意义；②学生分组分别扮演患者、急诊科护士及医生，按照预检分诊流程进行分诊；③分组讨论预检分诊的意义及急诊科护理伦理要求，全班同学交流体会；④教师总结、点评。

【情景模拟 2】

活动方式：组织学生深入校企合作养老院为长期卧床的老年人开展护理服务。

活动目标：理论联系实际，提高学生们为老年人服务的技能，在服务中提升学生们的尊老

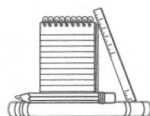

爱老的传统美德。

活动步骤：①课前发布深入养老院服务相关注意事项及分组任务；②课前明确每小组服务对象及服务内容；③课中有序开展临床服务工作；④课后交流学习服务中遇到的问题及掌握临床操作技能的情况。

复习思考

1. 产妇产后感觉被冷落，心情抑郁，常发脾气，护理人员应当怎样做？

2. 简述妇产科患者的护理伦理规范。

3. 要做好老年人的护理工作需要注意些什么？

4. 术前术后护理人员应注意些什么？

5. 简述传染病患者的护理伦理规范。

扫一扫，查阅
复习思考题
答案

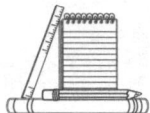

扫一扫，查阅本模块数字资源

模块八　安宁疗护与死亡的伦理道德

知识目标

1. 掌握安宁疗护、安乐死、死亡教育的概念、特点。

2. 熟悉脑死亡诊断标准的伦理价值，安宁疗护的道德要求。

3. 了解安宁疗护的发展现状和伦理意义。

能力目标

1. 能够将安宁疗护的理论知识，运用到民众中，提高民众的接受程度。

2. 能够遵守尸体护理的伦理道德，为逝者进行尸体护理。

素质目标

具有严谨的职业道德和敬畏生命的精神，注重关爱患者及其家属的人文精神的实施与宣传。

案例导入

　　范爷爷，65岁，食管癌晚期，手术治疗后进入化疗阶段，严重的化疗反应使患者痛不欲生，第一阶段化疗结束后复查发现多处转移，医生建议继续化疗和放疗的治疗方案。但是患者本人和其家属提出，不想承受太多的痛苦，放弃治疗，只想好好珍惜有限的生存时间，减少痛苦，希望医生给出好的建议。医生向患者及其家属推荐本院的安宁疗护病区，并且给予联系、介绍和参观，通过实地考察后，范爷爷同意在安宁疗护病区进行对症处理。

　　请思考：

　　1. 大众群体对安宁疗护的认识？

　　2. 如何看待医生向患者推荐安宁疗护的行为？

　　3. 患者为什么同意入住安宁疗护病区？

项目一　安宁疗护的伦理道德

　　生与死是人类永恒的话题，也是人类生命发展的自然规律。死亡是生命过程的最后阶段，也是人生的必然归宿。随着社会人口老龄化的加速，安宁疗护成为实现"从胎儿到生命终点"全程健康服务和保障的重要环节。

　　因此，在患者生命的最后阶段，让其舒适、安详、有尊严、无遗憾地走到生命的终点，使其家属得到精神的支持，成为从事安宁疗护医护人员的责任和义务。

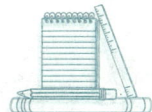

一、安宁疗护的相关概念

1. 临终   又称濒死状态，指个人由于各种疾病、损伤、老化等导致人体器官功能趋于衰竭，运用医学治愈无望，各种生命迹象呈现终结状态，称为临终。

2. 安宁疗护   为治愈无望的患者及其家属提供一种全面的照护，包括生理、心理、社会等各个方面，使临终患者的生命得到尊重、现有症状得到控制，提高生命质量；同时，患者家属的身心健康得到维护，使患者能够舒适、安宁、无痛苦地走完生命最后一程。

二、我国安宁疗护的发展现状

我国临终关怀的起步是从天津医学院（现天津医科大学）临终关怀研究中心开始的。1988年7月，天津医学院在黄天中博士的资助下，成立了中国第一家临终关怀研究机构，中心研究主任崔以泰被誉为"中国临终关怀之父"。1988年10月，上海诞生了第一所临终关怀医院——南汇护理院（现为上海浦东新区老年医院）。2016年4月21日，全国政协49次双周协商会实现了在国家层面首次推进全国安宁疗护。会议将临终关怀相关名词术语统一为"安宁疗护"，明确安宁疗护的功能定位与内涵，提出建立以基层社区医院为重点、医院及社区与家庭分工协作的安宁疗护服务体系。2016年10月，中共中央、国务院印发《"健康中国2030"规划纲要》，安宁疗护的理念（或者概念）首次进入国家健康规划纲要，明确了加强安宁疗护等持续性医疗机构的建设。2017年，国家卫生健康委员会出台《安宁疗护中心基本标准和管理规范（试行）》及《安宁疗护实践指南（试行）》，明确了安宁疗护中心的建设及管理规范。2020年6月1日起实施《中华人民共和国基本医疗卫生与健康促进法》，从立法层面将安宁疗护列入国家健康体系，从此安宁疗护"有法可依"。自2017年至2023年，安宁疗护试点覆盖全国185个市（区）。在2023年10月14日"世界安宁缓和医疗日"活动主题中，相关部门指出近年来我国积极推动安宁疗护服务发展，实施安宁疗护人才服务能力提升项目，已培训4000名安宁疗护骨干医护人员，全国设有安宁疗护科的医疗卫生机构超过4000家，不断用心呵护患者"最后一程"。

三、安宁疗护的特点

1. 以全面照护为手段，以提高生活质量为目的   临终患者的躯体症状与焦虑、恐惧等负性情绪严重影响他们的生活质量。安宁疗护能为临终者的疼痛、排泄异常、睡眠异常等症状提供专业的舒缓治疗，营造温馨和谐的环境，给予周到细致的生活护理和全面贴心的心理支持；同时，安宁疗护指导患者家属给予关爱与情感的支持，尽可能满足患者的需要。双方通过全面的照护，使临终患者的生活质量得到改善。

2. 以临终患者为主要对象，以家庭式照料为中心   安宁疗护以临终患者为主要对象，特别是饱受疾病痛苦煎熬的患者。绝大多数临终患者在生活上难以自理，最需要家庭的温暖和亲人的关爱，但由于家庭成员处于极度紧张和焦虑状态，难以处理好与临终患者的关系而不能为其创造一个良好的终老氛围。因此，为临终患者创造一个家庭般的环境，提供细致周到的照料，并为家庭成员提供安慰和支持是安宁疗护的中心任务和重要特点。

3. 参与服务人员多元化   参与安宁疗护的人员以医护人员为主导，以社会志愿者为辅助，由医生、护士、营养师、心理学工作者、社会工作者、亲友和志愿者等多元化人员共同参与。其中医护人员掌握医学知识和技能，能最大限度地减轻临终患者的痛苦；而社会工作者、社会志

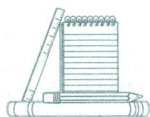

愿者等参与安宁疗护工作，通过沟通交流给予患者及其家属情感和精神上的支持，减轻他们的孤独、恐惧和无助感，同时能提供一些基本的生活照料。随着社会的发展，现在越来越多的志愿者参与此项工作，志愿服务的无私奉献与关爱，助力了我国安宁疗护事业的发展。

四、安宁疗护的伦理意义

（一）体现人道主义的精神

安宁疗护在全社会的参与下，为临终患者提供温馨舒适的环境，减轻病痛让其有尊严地离开人世，使家属得到精神上的慰藉和支持。因此，安宁疗护更完美地诠释了医学人道主义的内涵。

（二）提高生命质量和生命价值的统一

当个体的生命即将结束的时候，能够得到社会和人们的尊重、关心和照顾，就拥有了较高的生命质量，临终患者能够对自己的人生历程表示满足，并且有尊严地离开人世，生命价值也得以肯定。安宁疗护即是以此为服务内容与目标，体现出生命的神圣、质量和价值。

（三）安宁疗护是人类文明进步的标志

现代社会的发展速度越来越快，经济发展只是人类社会文明进步的标志之一，人的精神境界、道德品质等整体素质的提高才是社会文明进步的关键，尊重生命和死亡是社会文明水平的重要体现。安宁疗护使临终患者的家庭、亲人给予临终患者更多关爱和照护，使更多的临终患者享受安宁疗护的温暖，安宁疗护的作用和价值越来越明显；同时，倡导社会更多的个人和团体关注并参与此项事业，给予临终患者及其家属全面的关怀，尊敬老人、善待临终患者也是人类社会文明进步的重要表现。

（四）提高对死亡的认识

在传统观念的影响下，人们对死亡充满了极度恐惧和排斥。但是，随着安宁疗护事业的兴起和发展，人们逐渐在克服死亡的恐惧，开始坦然接受死亡。安宁疗护通过科学的全面照护，最大限度地减轻临终患者的身心痛苦，使其有尊严、无遗憾地走完人生的最后旅程。目前，死得舒适、安详、有尊严和无憾成为临终患者和家属对死亡的追求。因此，安宁疗护提高了对死亡的认识，改变了人们对死亡的看法。

（五）节约医疗卫生资源

安宁疗护以支持性照护为主，其目的主要是减轻临终患者的痛苦，而并非付出一切代价延长临终患者的生命，承认生命的有限性，避免医疗卫生资源的过度消耗。

五、安宁疗护的伦理道德要求

（一）保护和尊重临终患者的权利

即便是处于临终期的患者，仍然拥有个人利益和权利，应受到尊重和保护。例如，应尊重临终患者的知情权。当临终患者要求获悉病情真相时，医护人员必须保持一致的态度，选择恰当的方式和语言，告知实情，并将不良刺激和不良后果降到最低限度，避免意外发生；如果患者没有获悉病情的意愿，则可不主动告知，一定要与家属商议后，确定应对方法，切不可随心所欲地乱讲。

（二）理解临终患者的心理与行为

临终患者即将无法逃避面对死亡的问题，大多数都会在心理和行为上有特殊的表现。护理人员应正确把握不同阶段临终患者的心理特点，妥善应对情绪和行为的反应，并以理解、真诚

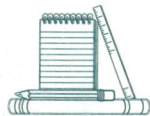

和宽容的职业精神善待临终者，尽力满足其合理的要求，使临终患者得到精神和心理上的安抚，帮助其实现最后的愿望。

（三）解除临终患者的恐惧和痛苦

医护人员应坚持以控制症状、减轻疼痛为原则，尽力解除临终患者肉体上的痛苦，提高生活质量。同时，消极、悲观、绝望等不良情绪也会给临终患者带来巨大的精神压力，医护人员应以主动热情的态度与患者沟通，给予可信赖的心理支持；也可通过死亡教育的实施，帮助患者以理智、科学的态度面对死亡，继而坦然、平静、乐观地度过生命的最后阶段。

（四）创造良好的休养环境

无论临终患者在医院还是在安宁疗护中心，作为医护人员一定创造整洁、舒适、温馨的休养环境，最好是家庭式病房，房间设施根据患者的喜好进行一定的陈列，减少患者的心理恐惧，使患者在熟悉、舒适的环境中休养，走完人生的最后历程。

（五）关爱临终患者的家属

临终患者的家属同样需要关爱与照顾。家属除了要照顾患者，还要负担对其他家庭成员的照顾，医护人员需要帮助疏导家属因即将失去亲人而产生的沮丧、悲伤等情绪的困扰，帮助患者家属面对并接受现实，调整失去亲人的悲伤情绪，积极面对生活，尽快投入工作、服务社会。

项目二 死亡的伦理道德

一、死亡标准的演变及其伦理意义

（一）传统的死亡标准

《黄帝内经》指出，"脉短，气绝，死"。将呼吸、心跳的永久性停止作为判断死亡的传统标准在医学上已经沿袭了数千年。随着医学技术的快速发展，部分人可以通过及时有效的施救重新恢复呼吸、心跳，使生命得以挽救。由此可见，传统的心肺死亡标准具有局限性。为此，近年来各国医学专家一直在探索更科学的死亡判定标准。

（二）脑死亡标准

脑死亡（brain death）即全脑死亡，是大脑、中脑、小脑和脑干不可逆的死亡，指某种病理原因引起脑组织缺血、缺氧而坏死，致使脑组织功能和呼吸中枢功能达到不可逆的消失状态，最终导致病理性死亡。1959年，法国学者莫拉雷和古隆首次提出脑死亡的概念。1968年，美国哈佛医学院首次提出将"脑功能不可逆性丧失"作为新的死亡标准，指出不可逆的脑死亡是生命活动结束的象征，并提出诊断标准：无感受性和反应性、无运动和呼吸、无反射、脑电图平直。上述所有试验需在24小时后重复一次，且排除体温过低（＜32.2℃）、服用过中枢神经系统抑制剂（如巴比妥类）。

《脑死亡判定标准（成人）》2009年版对脑死亡的判定标准和技术规范作了详尽的规定，2019年又进行了修改完善，将成年人脑死亡的判定标准规定如下。

1.判定的先决条件

（1）昏迷原因明确。

（2）排除了各种原因的可逆性昏迷。

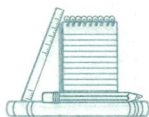

2. 临床判定

（1）深昏迷。

（2）脑干反射消失。

（3）无自主呼吸（靠呼吸机维持，自主呼吸激发试验证实无自主呼吸）。

以上三项必须全部满足。

3. 确认试验

（1）脑电图（electroencephalogram，EEG）显示电静息。

（2）短潜伏期体感诱发电位（short–latency somatosensoryevoked potential，SLSEP）正中神经 SLSEP 显示双侧 N9 和（或）N13 存在，P14、N18 和 N20 消失。

（3）经颅多普勒超声　显示颅内前循环和后循环呈震荡波，尖小收缩波或血流信号消失。

以上三项中至少两项为阳性。

4. 判定时间　临床判定和确认试验结果均符合脑死亡判定标准，则可首次判定为脑死亡，首次判定 12 小时后再次复查结果仍符合脑死亡判定标准者，方可最终确认为脑死亡。

（三）脑死亡标准的伦理意义

世界对脑死亡标准的接受和认定，是关乎每一个人的重大伦理问题，给人类传统的生死观带来颠覆性改变。由于受到传统教育、风俗习惯、宗教信仰及情感等多方面因素的影响，使脑死亡的实践面临着严峻的挑战。

1. 有利于科学判定死亡　脑死亡的判定标准详细准确，能最大程度地减少误判情况的发生，可为如服毒、溺水、触电、冷冻等处在假死状态的患者赢得抢救时间，维护其生命的尊严。

2. 有利于减少医疗资源浪费和维护死者尊严　脑死亡标准既节省了有限而宝贵的社会医疗资源，有利于其公正合理分配，也带领人类走出伦理困境，为终止无限制的抢救提供了科学依据，使其安宁地走向生命的终点。

3. 有利于开展器官移植　在脑死亡者由人工维持心跳、呼吸的情况下摘取器官，可提高捐赠器官存活率，推动了器官移植技术的发展。

4. 有利于促进法律更加完善和社会文明的进步　脑死亡标准的确立，为法律处理相关问题提供了科学依据。此外，也有利于帮助人们摒弃消极的传统观念，促进社会文明进步。

二、安乐死

（一）概念

安乐死（euthanasia）原意是"无痛苦的死亡"。医学对安乐死的定义是指患不治之症的患者在濒死状态下，由于精神和躯体的极端痛苦，在患者本人及其亲属的要求下，请医生和权威机构鉴定确认，按照法律程序停止救治或用人为方式使其无痛苦地终结生命。一般来说，安乐死实施的前提条件如下。

（1）患者患有绝症，濒临死亡且身心极端痛苦。

（2）患者本人神志清楚，经理性思考后主动提出对其实施安乐死的要求。

（3）要求必须是采用书面申请或在一定的见证人在场的情况下做出的口头遗嘱。

（4）必须按照法定程序执行，并受法律监督。

（二）伦理争论

由于受到社会意识、经济、文化、传统观念等诸多因素的影响，安乐死至今未能在世界范围内得到普遍一致的认同。

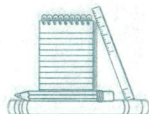

1. 支持安乐死的理由 ①安乐死符合生命价值观的追求，以尊重患者生命为前提。它的本意与传统的"善终"理念相符，对治愈无望且痛不欲生的患者而言，实施安乐死可解除其肉体和精神痛苦，选择体面而舒适的死亡方式以求善终，符合患者的自身利益，也是人道主义的进一步升华。②安乐死符合患者自愿选择生死的要求，以维护患者尊严为核心。安乐死从患者角度出发，赋予患者选择死亡方式的自主权，尊重其对自身生死的决定，为患者保留生命最后的尊严，更加人性化。③安乐死符合社会卫生资源合理分配的原则，以保证资源效益最大化。当前我国老龄化严重，衰老的到来伴随着疾病和痛苦，治疗费通常会严重影响家庭生活，安乐死的实施可减轻患者家庭的精神和经济负担，有利于家庭和谐和社会稳定，最大限度地发挥资源的效率和效益。④安乐死符合社会精神文明的发展趋势，摒弃落后的生死观。安乐死的本质是解除人的痛苦，医生协助患者达到其自身意愿的优死状态，使其从"痛苦死"到"无痛死"，摒弃单纯渴求生命长度转而追求优质人生，这是对陈旧落后观念的一种挑战。

2. 反对安乐死的理由 ①安乐死违背传统道德观念。荀子说"人之所欲，生甚矣；人之所恶，死甚矣。"体现了人深知生命可贵。救死扶伤是医生的道德底线，而执行积极的安乐死更接近于故意杀人，这显然违背了医务工作者的职业道德和人道主义原则。②安乐死具有潜在杀人手段风险。我国全民医疗保险制度和法律尚不健全，安乐死的实施容易导致生命权的滥用，甚至成为变相杀人的工具，严重危害社会。③安乐死阻碍医学科研进步。在与各种疾病的斗争中，医学技术不断发展，如果实施安乐死，在一定程度上将不利于医学科研的进步。

由于对生命自主权的重视加深，人们对死亡的关注程度逐步上升。基于从生命的不同价值取向去思考，全球对安乐死均有不同的看法。我国对安乐死行为仍存在疑虑与担忧，尚未对安乐死进行立法。因此，我国医务人员对于临终患者只能提供安宁疗护，而不能实施安乐死。

三、死亡教育

死亡教育是通过对死亡现象、状态和方法进行客观分析，使人们能够正确对待自身及他人的死亡问题，树立正确的生死价值观的过程，它具有实际的伦理意义。

（一）帮助人们正视死亡、尊重死亡

生命是神圣的，生命过程是对人生价值和意义的深刻体验。死亡教育能使人们理解延长生命的前提是幸福地活着而非苟延残喘，使其从观念上认识到死亡是不可抵抗的自然规律，从而以科学的态度勇敢地正视它，珍爱生命，提高生活质量。

（二）消除死亡的神秘性，减轻人们的心理恐惧

死亡教育是增进人们对死亡现象与本质的认知，教育人们坦然接受自我或至亲的离世，以减轻或消除不良情绪，尽早完成自我整合的过程。在死亡教育的基础上，医护人员给患者充分的知情权和决定权，使他们能够自觉规划未来，妥善安排后事，达到精神完满的最高境界。

（三）提高社会临终关怀的综合服务能力

对医护人员进行多层次多角度的死亡教育，提高其对终末期患者及其家属进行死亡教育的能力，使其成为死亡教育的指导者和实践者，从而提高安宁疗护的服务质量。

（四）有助于解决安乐死等伦理难题

植物人、脑死亡、器官移植、安乐死等问题涉及人们对生死的态度、价值观等相关问题。死亡教育能够促进科学的生死观与生命价值观的养成，有助于达成社会共识，以解决伦理难题。

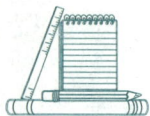

项目三　尸体护理的伦理道德

死亡是人生的一种自然规律，任何人都不可避免。死亡后的护理不仅是对逝者人格的尊重，也是对死亡者家属心灵的安慰，同时是人道主义精神和崇高的护理职业道德精神的体现。

一、尸体护理的概念

尸体护理是对临终患者实施整体护理的最后步骤，也是临终关怀中的一项重要内容。尸体护理应在确认患者死亡后，医生开具死亡诊断证明书后尽快进行，护理人员应对死者尸体进行护理，其目的是保持尸体整洁、表情安详、姿势良好、易于鉴别，防止体液外溢及疾病传播。

二、尸体护理的伦理意义

（一）严肃认真，一丝不苟

护理人员应保持对死者尊重、严肃的态度，按照操作规程妥善护理尸体，主要包括各类管道的移除、尸体的清洁和遗容的整理等。尸体护理是逝者在人间停留的最后一站，要求护理人员务必做到严肃、认真、及时、细致地进行尸体护理，同时要尊重逝者的宗教信仰、家庭习惯等要求开展尸体护理工作，护理人员应秉持严肃认真、一丝不苟的态度开展尸体护理，动作轻柔，保护隐私。

（二）妥善处理遗嘱和遗物

护理人员应及时清点死者的遗物，及时交于家属。若家属不在现场，由 2 名护士清点登记后交于护士长，并及时通知家属确认领取。

（三）劝慰家属，真诚安抚

护理人员应以同情、理解的态度，通过认真、细致的尸体护理及真诚的劝解，使其家人精神、心灵得以慰藉，也可鼓励逝者家属参与尸体护理，让其有机会亲手为亲人做好最后一件事，毫无遗憾地送走自己的亲人，从而尽早地从悲痛中解脱出来。

（四）尊重他人，减少惊扰

在条件允许的情况下，患者临终前应移至单人病室，既可以更好地做好临终关怀和尸体护理，也可避免对周围其他患者的不良刺激；如无条件，则应设置屏风遮挡，减少对周围患者的惊扰。

（五）消毒隔离，防止疾病传播

死者的床单位及周围环境要进行终末消毒处理。对有传染病的死者，应在尸体护理的过程中严格遵循隔离消毒原则进行彻底消毒，以防疾病的传播。

小结

临终是生命过程的最后阶段，死亡则是生命之路的终点。"死"在人们心中是神圣不可知的，因为没有经验，我们无法感受死亡到底是什么感觉，由此引发了对死亡的恐惧。因此，诠释和探讨生命的意义，正确理解死亡是对生命的尊重。此外，当今社会，人们越来越关注自己生命的质量和死亡的品质，作为护理工作者应该正确认识死亡，积极开展死亡教育，并做好临终护理和尸体料理等工作，从而完成护理人员应负的伦理责任，维护与提高人类的健康利益。

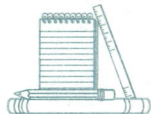

正如印度诗人泰戈尔所写"生如夏花之绚烂，死如秋叶之静美"，是对生命的完美诠释。

实践活动

【情景模拟】

活动方式：组织学生进行肿瘤晚期患者安宁疗护及死亡教育的情景模拟及讨论。

活动目标：提高学生对临终患者安宁疗护及死亡教育重要性的认识，加深对安宁疗护及死亡教育伦理要求的理解。

活动步骤：①向学生说明情景模拟的目的与意义；②学生分组扮演肿瘤晚期患者、护士、临床医生及心理医生，按照安宁疗护的基本要求为患者实施照护；③分组讨论安宁疗护及死亡教育的意义和伦理要求，全班同学交流体会。

复习思考

1. 简述临终患者的心理变化。

2. 你如何看待安乐死，为什么不能执行安乐死？

3. 安宁疗护的伦理意义有哪些？

扫一扫，查阅
复习思考题
答案

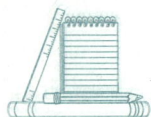

扫一扫，查阅
本模块数字
资源

模块九 医学科技应用中的护理伦理问题

知识目标

1. 掌握生育控制技术、辅助生殖技术、器官移植的伦理规范。

2. 熟悉优生技术、基因治疗的伦理规范。

3. 了解生育控制技术、优生技术、辅助生殖技术、器官移植、基因治疗的伦理问题。

能力目标

能够运用伦理规范分析在现代生殖技术、器官移植与基因治疗等护理实践中的具体问题。

素质目标

具有正确处理医学科技应用中护理伦理问题的基本能力。

案例导入

器官如何分配

某医院肾内科有两位均需进行肾移植的患者。一位是患者王某，男，60岁，大学教授，学子众多，学术成果丰硕；另一位是患者张某，男，35岁，待业，家庭经济较为困难。现有一肾脏可供移植，两位患者组织配型均符合。

问题：请分析案例中肾脏优先移植给哪位患者是符合伦理规范的？

医学科学的发展，使得医学科学技术得到了广泛的应用。在医疗领域应用的高新技术覆盖了内外妇儿各个专科，如生殖技术、器官移植、人工器官、基因工程、无创和微创性手术、新药品、新材料等。这些技术为患者提供了更加准确的诊断和及时的治疗，减轻了患者的痛苦。然而，高新技术是一把"双刃剑"，在带来巨大的利益的同时，相继也会引发出一些社会问题和伦理问题。

项目一 现代生殖技术应用中的伦理问题

我国生育政策自制定以来，对人口问题和发展问题起到了积极作用。现代生殖技术在20世纪后期迅速发展，使生育不再是自然选择，而成为人类控制和辅助生育的必然过程。生育控制技术主要解决人口数量问题；优生技术主要解决人口质量问题；辅助生殖技术是将性与生殖分开的技术，主要解决不孕不育问题。这些技术的应用及产生的后果却引发了诸多的伦理问题。

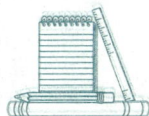

知识链接

我国生育政策发展历程

1971 年 7 月，国务院批准《关于做好计划生育工作的报告》，把控制人口增长的指标首次纳入国民经济发展计划。

1980 年 9 月，中共中央发表《关于控制我国人口增长问题致全体共产党员、共青团员的公开信》，提倡一对夫妇只生育一个孩子。

1982 年 9 月，党的十二大把计划生育确定为基本国策，同年 12 月写入宪法。

1991 年 5 月，中共中央、国务院发布《关于加强计划生育工作严格控制人口增长的决定》，明确贯彻现行生育政策，严格控制人口增长。

2002 年 9 月，《中华人民共和国人口与计划生育法》施行。

2013 年 11 月，党的十八届三中全会通过《中共中央关于全面深化改革若干重大问题的决定》，提出"启动实施一方是独生子女的夫妇可生育两个孩子的政策"。

2015 年 10 月，党的十八届五中全会决定，全面实施一对夫妇可生育两个子女政策。

2021 年 5 月，中共中央政治局审议《关于优化生育政策促进人口长期均衡发展的决定》，并指出，实施一对夫妻可以生育三个子女政策及配套支持措施。

一、生育控制技术

（一）含义

生育控制（birth control）是指现代社会对人的自然生育过程予以有计划的控制，以调节人口的发展速度，保障人类更好地生存与发展。生育控制的对象包括正常人群和异常特定人群。前者着眼于国家制定政策和法令控制人口数量，如我国在 20 世纪 70 年代以来推行的计划生育政策。但随着人口老龄化进程加快，生育控制技术主要用于国家为提高人口质量干预生育，如面向一些严重影响后代生命质量的特定人群（严重精神疾病、严重遗传疾病等）。生育控制技术主要包括避孕、人工流产、绝育。

（二）伦理问题

1. 避孕的伦理问题　避孕是指运用一定的技术和方法，防止或阻止妇女怀孕的一系列措施。避孕是可以将性行为与生育分离的一种科学方法。避孕的伦理问题主要表现在避孕是否会引起人们性关系发生混乱？避孕在一定意义上已经把婚姻与生育分离，这种分离会发展到什么样的程度，它会使人们放弃生育的义务吗？进而会导致家庭的破裂吗？避孕失败是否会增加人工流产的概率？

2. 人工流产的伦理问题　人工流产是指医务人员利用医学技术终止妊娠的一种手段。根据其性质可分为治疗性人工流产和非治疗性人工流产。治疗性人工流产适用于因疾病不宜继续妊娠、为预防先天性畸形或遗传性疾病而需终止妊娠者，受到法律的支持和伦理的保护。而非治疗性人工流产则是人为地终止生命的自然成长，引发伦理和道德的争论。伦理问题主要表现在胎儿在法律和道德方面具有怎样的地位？胎儿是否应该与成人具有同等的权利？人们应该不应该自主选择胎儿的性别？

3. 绝育的伦理问题　绝育是指对男性输精管或女性输卵管做手术，使夫妻在正常性生活情况下，阻止精子与卵子相遇，达到长久或永久避孕的一种技术。该项技术主要是我国计划生育年

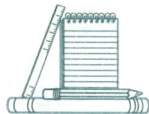

代使用的一种限制生育的方法。目前，该项技术主要用于治疗疾病。绝育的伦理问题主要表现在能不能对患有严重遗传性疾病的患者，尤其是智力严重低下者实施强制绝育。

（三）伦理规范

1.有利原则 生育控制技术要有利于服务对象的身心健康，护理人员要全面了解服务对象的情况，充分考虑其适应证和禁忌证，选择最佳的避孕方法或手术方法。护理人员应严格遵守国家相关法律法规，不得损害服务对象的利益，如非法人工流产、推销未经国家有关部门审批的避孕药物等。

2.知情同意原则 护理人员有义务告知服务对象关于生育控制各项技术的原理、利弊和具体方法等，普及生理生殖、性知识等科学知识。任何控制生育的手术都必须在服务对象签署书面知情同意书后才可以施行。

3.尊重原则 在不违反国家相关法规的原则下，避孕者在避孕方式和避孕时间的选择上应享有充分的自主权。护理人员应帮助人们树立个人生育权与社会整体利益相统一的观念，自觉自愿接受生育控制的措施。不应歧视非婚孕妇，对所有服务对象一视同仁。

4.保密原则 生育控制技术涉及隐私敏感问题，护理人员在提供服务时，要重视保护服务对象的资料隐私、身体部位隐私。对服务对象的情况不议论、不宣扬。

二、优生技术

（一）含义

优生学（eugenics）是研究在社会控制下改善或削弱后代种族（遗传）素质的学科，也是研究如何改良人的遗传素质，产生优秀后代的学科。其包括两个方面：积极优生学和消极优生学。积极优生学是促进体力和智力优秀的个体优生；消极优生学是防止或减少有严重遗传性或先天性疾病的个体出生。

（二）伦理问题

1.产前诊断的伦理问题 产前诊断是指通过医学方法检查胎儿是否正常，如有异常，则根据其性质和程度采取继续怀孕或终止妊娠的措施。产前诊断的主要伦理问题是在产前诊断后如果获得阳性结果，优生决策如何做出，尤其是对缺陷的轻重程度认识不一，存在某些不确定性和仅有一定概率等情况下，选择更加困难。产前诊断能否进行性别鉴别。

2.遗传筛查的伦理问题 遗传筛查是指检出子代具有患遗传性疾病风险性增加的个体或夫妇，或对遗传性疾病、先天畸形采取简单、可行、无创检查的方法进行产前筛查。遗传筛查的主要伦理问题是对被查出有遗传病的胚胎，是否继续妊娠？对在生命晚期发作的遗传病、非致死性遗传病怎样选择？遗传图谱是否能够公开？某些遗传缺陷公开后是否会使人受到歧视，影响婚姻和工作？

3.缺陷新生儿处理的伦理问题 缺陷新生儿是指出生时具有引起智力低下或身体失能的疾病婴儿，如先天性心脏病、无脑畸胎、脊柱裂等缺陷的新生儿。缺陷新生儿处理的主要伦理问题是严重缺陷新生儿是该治疗，还是该考虑其生命质量而放弃？由谁来决定严重缺陷新生儿该不该治疗？严重缺陷新生儿处理用什么方法？

（三）伦理规范

1.产前诊断的伦理规范 护理人员应做好宣传工作和健康教育，提倡婚前检查，加强孕期保健，重视产前诊断。婚前检查时，如发现患者患有不应婚配或不宜生育的疾病，护理人员要配合医生进行耐心的说明和劝导。产前诊断时，如发现异常胎儿，护理人员要协助医生提出医学

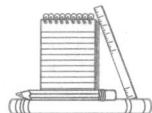

意见，由夫妇知情同意或自主决定。非医学需要的胎儿性别鉴别是不合乎伦理的。

2. 遗传筛查的伦理规范   开展遗传筛查咨询时，护理人员应对咨询者进行科学解答，谨慎地提出忠告，实事求是地向咨询者提出权衡的依据，并尊重咨询者的价值观。护理人员应本着科学的原则进行广泛的宣传教育，耐心细致地解释和说服，并用优生优育的知识和技术指导人们的婚育行为。

3. 缺陷新生儿处理的伦理规范   严重缺陷新生儿处理必须严格按照国家相关法律程序执行。对严重缺陷新生儿做出的诊断必须有严格的科学依据，医护人员将患儿病情、预后及处理方案详细告知，患儿家属签知情同意书，并由相关部门批准。医护人员应遵循保密原则。

三、辅助生殖技术

（一）含义

人的自然生殖过程包括性交、输卵管受精、自然植入子宫、子宫内妊娠、分娩等步骤。辅助生殖技术（assisted reproductive technology）又称人工生殖技术，是指运用现代医学科学技术代替自然生殖的某一个步骤或全部步骤，在人工操作下达到受孕目的的技术，包括人工授精、体外受精和无性生殖。

（二）伦理问题

1. 人工授精的伦理问题   人工授精是指采用人工方法将取出体外的精子注入有正常生殖能力的女性生殖道中，以达到让女子受孕目的的一种辅助生殖技术。主要用于解决男性不育问题。按精子的来源，可分为来自丈夫精子的同源人工授精和来自第三方精子的异源人工授精。人工授精的伦理问题主要产生于异源人工授精，它使生育和婚姻分离，改变了生育的自然途径。它使父亲和子女的生物联系发生了分离，子女有两个父亲，生物学父亲（供精者）和社会学父亲（养育者），哪个父亲在法律上和道德上对子女有权利和义务？供精者的精子无节制使用是否会造成血亲通婚？精子能否商品化？

2. 体外受精的伦理问题   体外受精是指用人工方法将卵子与精子从人体内取出并在体外受精后，待发育成胚胎后再植入子宫内着床、生长成胎儿直至分娩的技术，俗称"试管婴儿"。主要用于解决女性不孕问题。按照供精、供卵者双方是否为配偶，分为四种组合方式：丈夫的精子与妻子的卵子；丈夫的精子与第三方的卵子；妻子的卵子与第三方的精子，第三方的卵子与第三方的精子。这四种方式体外受精后均可分别植入妻子的子宫或第三方女性的子宫（代孕母亲）。子女可以有五个父母：遗传父母亲、养育父母亲、孕育母亲。体外受精的主要伦理问题是精子或卵子来自第三方后，谁是子女的合法父母？辅助生殖技术完成后剩余胚胎的处理问题。代孕母亲商业化导致的违法行为，以及所造成的错综复杂的血缘关系。精卵商品化的问题。

3. 无性生殖的伦理问题   无性生殖即克隆，是指不经过两性生殖细胞的结合，将单一供体的体细胞移植到多个去核的卵子中，培养出有相同遗传特性后代的生殖方式。克隆技术的主要伦理问题是会使生育方式发生重大的改变，对传统的家庭模式产生冲击。克隆人会破坏人的基因多样性，容易导致人种进化的倒退和人类疾病的传播。克隆人的法律地位应如何确定亦是重要问题。

（三）伦理规范

1. 有利患者原则   护理人员应协助医生制定最有利于患者的方案，在进行辅助生殖技术过程中，有义务满足夫妇关于生理、心理及社会方面的服务需求，同时严禁执行任何以多胎和商业化供卵为目的的促排卵措施。

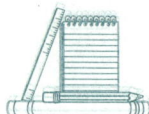

2.知情同意原则　任何方式的辅助生殖技术都必须在夫妇双方自愿签署书面知情同意书后才可以实施。护理人员有义务向接受辅助生殖技术的夫妇解释说明相应的程序、风险、成功的可能性、接受随访的必要性等信息。

3.保护后代原则　为保障辅助生殖技术所孕育后代的家庭及社会地位，我国法律规定通过辅助生殖技术孕育的后代与自然受孕分娩的后代享有同样的法律权利和义务。社会父母（养育父母）是道德和法律上的父母。同一供者的生殖细胞最多提供给 5 名受体。医护人员不得实施代孕技术。

4.社会公益原则　护理人员不得参与任何不符合伦理道德原则及国家法律法规的辅助生殖技术；不得参加非医学需要的性别选择和生殖性克隆技术；不得参加违反伦理道德原则的配子和胚胎实验研究及临床工作。

5.保密原则　护理人员必须对供、受体的信息严格保密，供方与受方夫妇应保持互盲；供方与实施辅助生殖技术的医护人员保持互盲；供方与受方后代之间保持互盲。所有参与者匿名，捐赠者不得查询受者及后代的一切信息并签知情同意书。

6.严防商业化原则　护理人员要严格掌握辅助生殖技术夫妇的适应证；积极宣传供精、供卵的助人目的，可给予捐赠者必要的误工、交通、医疗补偿；禁止买卖生殖细胞的各种商业行为。

7.伦理监督原则　辅助生殖技术开展的全过程都应接受生殖医学伦理委员会的指导和监督。生殖医学伦理委员会应开展健康教育，对实施中的问题进行审查、咨询、论证和建议。

项目二　器官移植与基因治疗的伦理问题

器官移植是现代医学科学技术发展所产生的造福人类的尖端技术，为众多器官功能严重受损的患者创造了治疗的机会，带来了生的希望。我国和世界许多国家的器官移植技术发展都非常迅速，其涉及的伦理问题日益突出，影响了人类传统的生命观、价值观、技术应用等方面。

一、器官移植

（一）含义

器官移植（organ transplant）是指将一个器官整体或局部从一个个体用手术方式转移到另一个个体的过程。其目的是用来自供体的功能完好的器官替代损坏的或功能丧失的器官。供给器官的个体称为器官移植的供体（供者），接受器官的个体称为器官移植的受体（受者）。

知识链接

2007 年，国务院颁布《人体器官移植条例》，此后器官移植事业开始步入法治化轨道。在器官捐献上，公民捐献工作于 2009 年筹备，2010 年正式启动，2012 年全国铺开。2013 年，国家卫生和计划生育委员会出台《人体捐献器官获取与分配管理规定（试行）》，2014 年取得重大突破——80% 的器官移植来源是公民捐献。2015 年，中国全面停止使用死囚器官，公民自愿捐献成为器官移植唯一合法来源。2016 年，国家卫生和计划生育委员会联合公安部等多部门建立低成本高效率的器官转运绿色通道。2023 年，国务院发布《人体器官捐献和移植条例》。

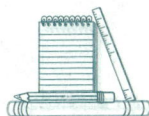

（二）伦理问题

1. 器官移植供体的伦理问题

（1）活体器官捐献的伦理问题　活体器官捐献是指活体供体将身体双器官（如肾、睾丸）、器官一部分（如肝脏）、再生器官（如骨髓）捐献出来供器官移植。主要伦理问题是"风险受益比"，依据公认的医学科学标准评估，利益要远大于风险，而且捐献者在完全自愿的情况下进行的活体器官捐献，才是符合伦理学原则的。绝不允许因为挽救一个人而牺牲另外一个人的生命健康。

（2）尸体器官捐献的伦理问题　尸体器官捐献是指从死者的遗体摘取的器官供器官移植。主要伦理问题是自愿、知情同意、死亡标准的判定等方面。供体本人在生前未表示捐献器官的意愿但也未表示反对，能否作为供体？供体近亲家属能否代替决策捐献器官？死亡标准是根据心肺功能停止还是脑死亡来确定？我国目前仍以心肺功能丧失为死亡判定标准，而此时再从死者遗体摘取的器官已由于长时间缺氧缺血和细胞自溶，使器官生理功能低下，移植存活率降低，甚至不适合移植。器官移植技术需要使用脑死亡标准，来保证移植器官的新鲜度，促进器官移植手术的成功。

（3）胎儿器官移植的伦理问题　胎儿器官移植是指利用不能存活或属淘汰的活胎或死胎作为器官供体。胎儿因组织抗原弱，排斥反应小，生长力强，故从医学角度来说作为供体有突出的优点。主要伦理问题是胎儿是否是人，是否具有人的权利？淘汰性胎儿的器官素质极低，移植给受体后，是否会导致受体生命质量低下？胎儿供体商品化的问题？为了使用胎儿供体是否会胎儿引产、流产的现象？

（4）异种器官移植的伦理问题　异种器官移植是指将动物器官从机体内取出，植入人的机体内的器官移植技术。主要伦理问题是移植后人类物种的完整性、同一性是否会受到影响？是否能够损害动物的生命健康促成人的生命健康？动物的病毒是否影响人体的安全性？

（5）人工器官的伦理问题　人工器官是采用高分子材料制成的仿人体器官功能的替代物，用以暂时或永久性地代替已丧失功能的人体脏器的人工装置。主要伦理问题是给患者体内移入异物，受体是否能够真正地知情同意？进行受体风险 – 收益分析，移植后的健康利益是否远大于风险？是否能够提高受体的生命质量？

2. 器官移植受体的伦理问题

（1）器官分配的伦理问题　人体器官是稀缺资源，如何分配存在着伦理难题。哪些人应该优先分配？受体应该如何选择？器官捐献者能否指定将器官捐献给亲人？分配的判断依据可包括两个方面：宏观分配和微观分配。宏观分配方面涉及国家用于医疗卫生的资源、医疗卫生资源中用于器官移植的资源；微观分配方面主要根据医学标准、供者意愿、社会学标准等综合评定的原则分配。

（2）受体自身应对的伦理问题　受体接受器官移植手术会面临的问题有高昂的手术费用和手术后长期用药的费用。受体体内移入他人器官，其机体完整性破坏，生命尊严和价值是否受到影响？受体会自我认同吗？手术后的移植失败、排斥反应的风险，受体是否能够承受？

知识链接

2013 年，国家卫生和计划生育委员会制定下发《人体捐献器官获取与分配管理规定（试行）》，要求各省成立人体器官获取组织（organ procurement organization，OPO），划定服务范围，规范器官获取工作，同时使用中国人体器官分配与共享计算机系统（China organ transplant response system，COTRS），确保捐献器官分配科学、高效、公平。

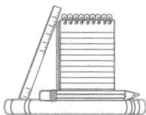

（三）伦理规范

1. 自愿无偿原则　公民享有捐献或者不捐献其人体器官的权利；任何组织或者个人不得强迫、欺骗或者利诱他人捐献人体器官。捐献人体器官的公民应当具有完全民事行为能力。公民捐献其人体器官应当有书面形式的捐献意愿，对已经表示捐献其人体器官的意愿，有权予以撤销。

2. 有利原则　器官移植技术的实施必须把供体的健康放在第一位，充分考虑供体生命的神圣性和对生命价值的尊重。医疗机构及医护人员应保证活体器官捐献人的健康安全，确认不会损害供体其他正常的生理功能。尸体器官要在确认患者死亡后，摘取时应严肃、礼貌、规范，并恢复尸体原貌。

3. 知情同意原则　医护人员应向活体器官捐献人和受体说明器官移植手术的目的、手术的风险、术后注意事项、可能发生的并发症及预防措施等，并签署知情同意书。

4. 隐私保密原则　从事人体器官移植的医务人员应当对人体器官捐献人、接受人和申请人体器官移植手术的患者的个人信息和病情资料保密。

5. 禁止商品化原则　任何组织或者个人不得以任何形式买卖人体器官，不得从事与买卖人体器官有关的活动。

6. 公平、公正、公开分配原则　申请人体器官移植手术患者的排序，按照国务院和国家卫生健康委员会制定的政策实施，符合医疗需求，遵循公平、公正、公开原则。

7. 技术准入原则　未取得器官移植相应专业诊疗科目登记的医疗机构不得开展人体器官移植。不具有人体器官移植技术临床应用能力的执业医师，不得开展人体器官移植。

知识链接

2017年2月，黄洁夫首次提出了器官捐赠移植"中国模式"的六个特点：①全面构建国家层面的器官捐献移植法律框架，确保有法可依，有法必依；②建立政府主导、多方参与的国家器官捐献与移植五大科学工作体系；③创造性提出了中国心脑双死亡的器官捐献科学标准与流程，确保器官获取符合法律规范，建立信息化的监管平台，器官移植监管步入大数据时代；④创建具有中国特色的捐献与移植人道主义救助体系，促进公民逝世后器官捐献良性循环；⑤充分发挥制度优越性，创建全社会参与的捐献移植保障体系；⑥充分发扬中华民族传统美德，在全社会培育器官捐献是大爱的人文精神。

二、基因治疗

（一）含义

基因治疗（gene therapy）是指外源正常基因导入靶细胞，以纠正或补偿患者体内因基因缺陷和异常引起的疾病，达到治疗目的的生物医学技术。基因治疗主要是治疗严重威胁人类健康的疾病，如遗传病、恶性肿瘤、心血管疾病、感染性疾病等。基因治疗有两种形式：一是体细胞基因治疗，正在广泛使用；二是生殖细胞基因治疗，因能引起遗传改变而受到限制。

（二）伦理问题

1. 基因治疗的安全性问题　目前基因治疗在理论研究和技术操作上都尚存在许多需要解决和改善的问题，而且还存在很多可能对人体带来损害的不确定性因素。因此，在基因治疗的过程

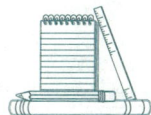

中，应充分考虑不伤害患者、患者家属、医护人员、社会大众。

2. 基因治疗的必要性问题　通过基因治疗可以改变人类的遗传组成，是否会违背自然规律？分子遗传学及其相关技术的发展使我们不得不思考"人是什么"这个问题？人是否能够改变人？如果对人体能够进行"任意"的基因操作，人的尊严何在？

3. 基因隐私和歧视问题　基因治疗的前提是遗传咨询与基因诊断，个体的基因图谱便会涉及隐私问题。一个被确诊为某种遗传性疾病患者的遗传资料被泄露，他本人及其家人有可能在就业、婚配、保险等方面受到不公正的对待甚至歧视。

4. 基因治疗的公平性问题　基因治疗的费用是十分昂贵的，同时，目前我国有资格能够实施基因治疗的医疗机构也不多。那么，基因治疗这部分有限的医疗资源应该如何分配就成为十分敏感的社会伦理问题。

5. 基因组多样性问题　随着体细胞基因治疗的不断完善，生殖细胞的基因治疗也将开展。人们可以自主改变生殖细胞的基因结构设计后代，导致人没有个性特征，只有统一的特征。这个世界将失去生物学多样性和基因组多样性，人类将因此而逐步退化。

（三）伦理规范

1. 安全原则　基因治疗的安全原则不仅针对患者个体，更重要的是面向全人类。必须重视加大关于基因治疗生物安全性研究的投入，对基因治疗的应用规模进行有效的调控。要有严谨的科学的态度，不能为了经济利益放弃科学安全伦理规范。

2. 知情同意原则　在进行基因治疗时，医护人员应将治疗的目的、过程、注意事项、预后及治疗技术的不确定性、预后的不可预测性、潜在伤害的可能性等告知患者及其家属，由患者自主做出决策，自愿接受治疗并签署知情同意书。

3. 保密原则　对于基因治疗前获取的患者全部的遗传信息，医护人员应当严格保密，特别是患者的基本信息、疾病资料均不得泄露。避免患者在就业、婚配、保险等方面受到社会歧视。

4. 公平公正原则　基因治疗的花费是相当大的，所以重点攻克的疾病对象应当是致死性遗传病、恶性肿瘤、艾滋病等危及生命的疾病。基因治疗健康持续发展至关重要的是公平公正分配研究成果及其所产生的商业利益。这样，基因治疗才不会违背治病救人、改善人类健康水平的原则。

小结

现代生殖技术中的生育控制技术、优生技术、辅助生殖技术涉及对胎儿、夫妻、传统家庭模式、家庭关系的冲击等方面的伦理问题，应遵循有利原则、知情同意原则、尊重原则、保密原则、保护后代原则、社会公益原则、严防商业化原则、伦理监督原则。器官移植涉及供体和受体双方的伦理问题，实施时应遵循自愿无偿原则、有利原则、知情同意原则、隐私保密原则、禁止商品化原则、公平公正公开分配原则、技术准入原则。基因治疗中的安全性是伦理问题中的关键，应遵循安全原则、知情同意原则、保密原则、公平公正原则。

实践活动

【小组讨论】

活动方式：本章导入案例小组讨论。

活动目标：加深学生对医学科技应用中遇到的护理伦理问题的认识和伦理规范的理解。

活动步骤：①向学生说明小组讨论的目的与意义；②学生分组进行讨论：可依据教材、文

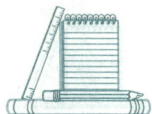

献、资料等，并做好记录；③分组讨论对本案例的认识、当事者的感受及如何依据伦理规范应对此案例；④每组推选一名学生代表发言，汇报讨论结果；⑤教师总结点评。

复习思考

1. 现代生殖技术应用中的伦理问题有哪些？

2. 现代生殖技术实施时应遵循的伦理规范是什么？

3. 器官移植与基因治疗的伦理问题有哪些？

4. 器官移植与基因治疗应遵循的伦理规范是什么？

扫一扫，查阅
复习思考题
答案

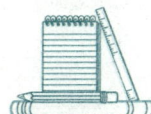

模块十　护理管理和护理科研伦理

知识目标

1. 掌握护理管理伦理的概念，护理管理的伦理要求；"涉及人的"护理科研伦理原则。

2. 熟悉护理科研伦理规范。

3. 了解伦理在护理管理中的作用，护理管理者的伦理素养；护理伦理在护理科研中的作用。

能力目标

1. 能够运用护理伦理学，指导护理实践活动。

2. 能够识别护理科研伦理问题并按照伦理原则实施对策。

3. 能够应用科研伦理规范开展护理科研工作。

素质目标

1. 培养护理管理工作中应具备的职业素养、责任担当意识及团队协作理念。

2. 树立科研诚信意识，自觉抵制科研不端行为。

案例导入

某研究者为探讨对居家腹膜透析患者实施基于延续化护理平台健康教育的临床价值，在研究设计时选择居家腹膜透析患者为研究对象，将研究对象分为对照组和试验组，试验组实施延续化健康教育，对照组不实施措施，当研究者向所在单位提交伦理审查申请时，未能通过伦理委员会的伦理审查。

请思考：

1. 请分析案例中违反了哪些伦理规范？

2. 护理科研工作应遵循哪些伦理原则？

护理管理伦理是指在护理管理活动中形成的各种道德现象、伦理关系及用来协调各种伦理道德关系的伦理道德原则和规范的总和。护理管理伦理的本质在于将伦理的实践作用和护理管理活动有机地结合起来，使护理管理有深层次的精神动力，促使护理实践符合伦理发展。

项目一　护理管理伦理

护理管理是研究护理工作的基本规律，对人力、物力、财力、信息等诸要素进行科学的计划、组织、领导、控制和创新，保障护理工作的效率和效果。护理管理伦理是以护理管理过程中的道德现象为研究对象，探讨护理管理活动中的伦理规范及应用，以提高护理管理者的整体

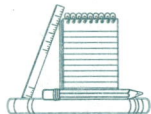

素养、护理质量和医院的管理水平。

一、护理伦理与护理管理

（一）护理管理的含义

世界卫生组织（WHO）对护理管理的定义：护理管理（nursing management）是为了提高人们健康水平，系统发挥护理人员的潜能和有关其他人员或设备、环境、社会活动的管理过程。这个定义不仅明确了护理管理的核心目标和基本原则，而且指出了护理管理在提高医疗服务质量、优化资源配置、促进患者健康和提升公众健康方面的主要作用。

（二）护理伦理在护理管理中的作用

护理管理和护理伦理的对象都是人，强调以人为本，突出对人自身的关注。两者之间的融合，管理是外在的，伦理是内在的，相互依存，相互渗透。

1.提高护理管理水平　护理管理是现代医院管理的重要组成部分，护理管理不仅局限于技术层面的管理，还要使护理管理者向道德修养标准化、制度化和法治化的方向发展。树立护理管理的道德理念，尊重护士的人格，提升护士的道德修养，提高护士的综合素质，将有利、尊重、不伤害、公正的护理伦理学基本原则运用到患者的日常管理中，提升患者整体健康水平。这些伦理要求，既丰富了护理管理理论，又能让护理管理学具备坚实的伦理学支撑，保证了护理管理工作朝着更科学的方向发展。

2.规范护理管理行为　护理管理的职责包括行政管理、人力资源管理、财务管理、临床质量控制、风险管理等。随着时代的变革，人们的价值观念、伦理思想也逐渐多元化，这也增加了护理管理的难度。将伦理学知识融入护理管理实践中，促使护士对护理科研、护理教育、护理管理等活动进行伦理审视，已经成为护理管理的重要任务。伦理学通过在伦理原则下制定的外在制度作用来规范护理管理者及护士的行为。

3.提高护理服务质量

（1）护理人力资源管理　护理人力资源队伍建设、培训、职称晋升、薪酬绩效管理、员工工作关系等方面都可能涉及伦理问题，如果处理不当，会影响护士的自我价值实现，不利于组织目标的实现，护理管理者应重视其中的伦理道德，能提升人力资源管理水平，建设一支高素质的护理队伍。

（2）护理冲突与处理　护理冲突主要包括护患之间、护护之间、护士与其他医务人员之间的冲突等。如果组织内部冲突得不到有效控制，会增加护士的职业倦怠感，使护士自身满意度下降。同时，如果护患冲突处理不当，则会造成护理纠纷，引发社会问题。护理冲突的形成通常与多个因素有关，如管理制度不完善、护士违反操作规程、患者期望值与得到的护理服务有差距等。因此，护理冲突的管理涉及许多伦理的问题，护理管理者要善于运用伦理学知识处理护理的冲突。

（3）保障护理安全，持续改进护理质量　保障患者安全，不断改进提升护理质量是护理管理的核心。在保障患者安全和护士安全时，要求护士有慎独精神、伦理道德和责任心，同时保证护士不暴露于危险因素中，保证其身心健康。护理质量持续改进，不单取决于护士的技术水平，而且与护理管理方法和管理水平密切相关，护理质量的持续改进不仅需要护士遵循准则、规定、程序、方法等，更要求护士具备优秀的道德品质及良好的工作态度。

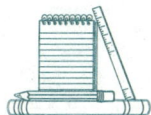

二、护理管理者的伦理道德素养

护理管理者的伦理道德素养是指护理管理者应该具备的护理道德修养，是护理管理者在护理道德意识和护理道德品质方面所进行的自我教育、自我锻炼、自我提高的行为过程及由此形成的道德情操和所达到的道德境界。

（一）坚定的理想信念

坚定的理想信念是护理管理者应当具备的基本道德素养、坚定的政治立场、较高的政治觉悟、良好的政治理论素养，坚持学习国家相关法律法规，及时把握时代主流，特别是要了解医疗卫生政策与形势，与时俱进。

（二）丰富的伦理知识

护理学是一门专业性非常强的独立学科。随着医学科学技术多学科交叉的发展，现代医学发展迅猛，护理的新理论、新知识、新技术层出不穷，日新月异，所以护理管理者需要终身学习，不仅要具备医学、护理学等专业理论知识和操作技能，还要具备现代护理管理学知识、人文科学知识、护理伦理学知识，并按照护理伦理学的道德要求和行为规范，将伦理学的知识融会贯通于护理管理及护理实践过程中，加深自己知识的深度和广度，不断创新，不断提高。

（三）高尚的道德品格

护理管理者应重事业淡名利，具有高尚的道德情操，能够自警、自省、自控、自制，作风正派、廉洁奉公、严于律己、自强不息。这样的护理管理者才会赢得下属的尊重，激励下属努力工作，形成护理团队的良好风气。护理管理者在进行团队建设时，对待每一位护士都应公平公正，做到言行一致、诚实正直、公正无私、以身作则。

（四）良好的心理素质

良好的心理素质能够帮助管理者在面对繁重护理工作时保持稳定的情绪和工作热情。优秀的护理管理者应有稳定的心理状态、出色的协调能力，学习扬长避短。

三、护理管理的伦理规范

（一）以患者为中心

"以患者为中心"是指护理管理者在管理活动中，以患者的需求作为医疗照护的基础与依据。护士要具备高尚的品德、精湛的护理技术，为患者提供在疾病治疗过程中的优质服务，充分尊重患者的隐私权、知情同意权和选择权等，使患者感受到被尊重；护理管理者同时要保证护理环境的温馨，护理设备的正常运转，护理活动无差错、无事故。护理决策的过程中，要将患者及其家属的选择与倾向纳入考虑，充分调动患者的主观能动性，使其配合治疗，真正参与到护理计划中来，促进疾病的康复。

（二）以护士为本

管理与伦理的共同点在于管理与伦理都是以人为中心的活动，人本主义强调了对生命个体自身的意志、尊严、权利和价值的尊重，"以护士为本"强调护士的主体地位，强调对护士的尊重、关心和理解。"以护士为本"是"以人为本"的原则在护理管理中的具体体现，要求护理管理者重视护士价值，维护其尊严和权利，以调动护士的积极性、做好护士的服务为根本。即以"人"作为护理管理的根本，并通过加强人的伦理管理来保证和促进护理事业的发展。

（三）以提高护理服务质量为宗旨

随着现代社会的进步和医学的发展，人们对健康和医疗护理服务质量的要求不断提高，护

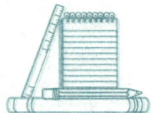

理服务质量的优劣，主要取决于广大护士的技术水平和道德水准，护理管理者要重视护士伦理道德的培养、注重护士人文精神的培养，护士的人文精神决定了护理工作的质量。

（四）以促进全民大健康为目标

2016年的全国卫生与健康大会上，习近平总书记重要讲话的一个核心理念就是树立"大健康"观念。"大健康"理念解决的不仅仅是看病问题，还必须把以治病为中心，转变为以人民健康为中心。为推进"十四五"时期我国护理事业高质量发展，提高人民群众健康水平，根据《中华人民共和国国民经济和社会发展第十四个五年规划和2035年远景目标纲要》《"健康中国2030"规划纲要》《国务院办公厅关于推动公立医院高质量发展的意见》《"十四五"优质高效医疗卫生服务体系建设实施方案》等要求，2022年5月发布《全国护理事业发展规划（2021—2025年）》。护理事业需要紧紧围绕人民健康需求，构建全面全程、优质高效的护理服务体系，不断满足群众差异化的护理服务需求。护理管理者要以全民"大健康"为工作终极目标，就会产生相应的社会效应。

知识链接

护理管理伦理的起源和发展

护理管理伦理的起源可以追溯到古代，其历史发展与医学伦理紧密相关。在古代，护理伦理的思想开始萌芽，如希波克拉底誓言强调了对患者的忠诚和尊重其隐私及尊严的义务。在中国，护理伦理的思想也源远流长，体现在伏羲画八卦、制九针，神农尝百草等传说中，《黄帝内经》更是标志着我国医护道德思想的初步形成。

19世纪中叶，南丁格尔发起了一场改善医院护理质量的运动，推动了近代护理伦理的发展。她强调护理人员的专业化和职业化发展，同时关注患者的自主权和权益保护，为护理管理伦理的发展奠定了重要基础。随着医学科学的发展和社会的进步，护理伦理逐渐发展成为一门独立的学科，护理伦理学的研究对象为护理人员的职业道德和行为规范，旨在为护理实践提供伦理指导。

在现代，护理管理不断面临新的挑战与机遇，其发展趋势包括关注患者的自主权和权益保护，以及护理人员的专业化和职业化发展等。进入当代社会，护理管理面临着更加复杂和多元的挑战。随着医疗技术的进步和医疗模式的转变，患者的权益保护、医疗资源分配、医护人员职业道德等问题日益凸显。同时，远程护理、AI辅助诊断等新型护理模式也为护理管理带来了新的伦理问题。为了应对这些挑战和机遇，各国纷纷制定护理管理和护理伦理准则和法规，加强护理伦理教育和培训，推动护理管理和护理伦理的规范化、专业化和国际化发展。

项目二　护理科研伦理

护理科研的基本任务是探索维护和促进人类健康的规律和方法，推动护理学科的发展，提高人类的生命质量和价值。护理科研伦理是护士在护理科研的实践活动中调节与他人、集体和社会之间各种关系的行为规范或准则。在护理研究中，当科学和人类权利发生冲突时，遵循伦理规范就显得尤为重要。

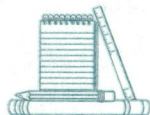

一、护理伦理与护理科研

（一）护理科研的含义

护理科研（nursing research）是用科学的方法系统地探索和解决护理领域的问题，并能从中获得客观规律和产生新知识，进而阐明实践与理论之间的关系，用以直接或间接地指导护理实践，提高护理服务质量。

（二）护理伦理在护理科研中的作用

1. 引领护理科研方向的导航灯 护理科研伦理是确保科学研究成功的基本前提。其引导着研究者把握正确的方向，实事求是，科学严谨，执着探索，献身医学。护士能够端正科研动机，保证科研过程和成果的科学性、严谨性。

2. 开展护理科研活动的凝合剂 护理科研伦理是促进个人、他人、集体三者之间协作关系的基础。护理科研是集体智慧的结晶，需要多学科人员的协同配合。护理科研伦理促使护理研究者发挥团队协作精神，扬长避短，相互尊重，密切配合，合力完成护理科学研究。

3. 创建护理科研环境的奠基石 护理科研伦理是维系护理科研人员的纽带，是建立有序、高效、富有生机活力的护理科研人际环境的根本保证。护理科研伦理可以协调并解决各种矛盾和冲突，使大家在同一目标下共同努力完成科研任务。

4. 培养护理科研人才的支撑点 护理科研伦理是培养护理科研人才的基本保障，是将护士培养成护理科研工作者的必然要求。护理科研伦理能激发研究人员对自己事业的热爱和忠诚，能增强开展护理科研的自信心和探索精神。

5. 评价护理科研成果的标准尺 护理科研伦理使护理研究者时刻把患者的利益和社会利益放在首位，慎独自省，追求真理。由于护理研究的对象是人，所以护理研究既要评价科研成果的价值，更要评价其社会效益和道德意义的价值。

二、护理科研伦理规范

护理科研中的伦理规范

1. 明确目的，端正动机 护理科研的根本目的在于研究生命的本质和普遍规律，探索人类增进健康、预防疾病、减轻痛苦、恢复健康的途径和方法，提升人们的生命质量和身心健康水平。所以护理科研是为人服务的，应将人的价值和利益要放在第一位。

2. 尊重科学，实事求是 实事求是科学研究的生命和底线，任何有意的歪曲都会对人类的生命健康造成威胁。护理科研人员必须有严肃的科学态度、严谨的科学作风、严格的科学要求、严密的科学方法，以探索和追求客观事物的本质和内涵。

3. 淡泊名利，团结协作 护理科研人员应把群体利益和社会利益放在首位，淡泊个人名利，不计较个人得失。科研协作已成为现代医学科研的主要内容，护理科研人员之间应当团结协作、互相尊重、相互支持，共同攻克科研难题。

4. 资源共享，合理保密 在从事同一研究工作的单位和个人之间提倡学术交流，互通情报，在仪器设备、信息资料等方面提倡资源共享。研究中研究对象的个人资料要保密。对一些特殊情况，如涉及国家、企业、集体等利益的科研应注意在一定时间或一定范围内保守相关科研秘密。

5. 勇于进取，开拓创新 创新精神和创新意识是科学发展的强大动力。护理科研要创新，科研工作者应当更新理念，树立大局科研意识；提高素质，培养优良的思维品质；提升修养，处

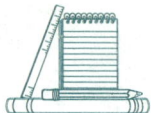

理好各方面的利益关系。

三、"涉及人的"科研伦理

（一）人体试验的含义

涉及人的生物医学研究（biomedical research involving human subjects）是指以人及其组织、细胞、血液等生物成分或心理活动为研究对象，通过对其进行干预或互动来收集个人数据、信息的活动，其中的研究对象通常称"受试者"。

涉及人的生物医学研究包括但不限于人体试验。人体试验（human subject research）是以健康人或患者作为受试对象，用人为的试验手段，有控制地对受试对象进行研究和观察的行为过程。人体试验是在基础理论研究和动物实验的基础上，常规应用于临床之前不可缺少的中间环节，是现代医学领域研究的中心支柱。

（二）"涉及人的"护理科研伦理问题

1. 研究风险与益处评估的问题　研究的科学和社会利益不得超越对研究参与者人身安全与健康权益的考虑。研究风险受益比应当合理，使研究参与者可能受到的风险最小化，力求使受试者最大限度地受益和尽可能避免伤害。

2. 研究权益保护的问题　受试者有权决定自己是否参加研究，是否中途退出试验，试验者不得干涉或强制。受试者知情同意，明确试验目的及后果，自愿接受的试验。自愿是体现了对受试者尊严和人格的尊重，但是并不意味着科学研究中完全没有强迫的成分。比如对未成年人开展的研究都应经其监护人同意和签字后进行。某些疾病因无有效药物而进行的试验性用药治疗有可能侵犯患者权益。

3. 药物研发涉及的伦理问题　任何药物在社会公众人群中的广泛应用需经过部分受试者个体研究。虽然试验研究是在保护个体免受损害的前提下进行的，但试验的过程会有不可知的因素存在，可能会造成受试者个体不同程度的伤害，所以在试验得失不明确的情况下，试验者应在不给受试者造成严重伤害或不可逆伤害的条件下，严谨地进行药物研发试验。

知识链接

2023年，国家科技伦理委员会审议通过《涉及人的生命科学和医学研究伦理审查办法》（国卫科教发〔2023〕4号），本办法声明涉及人的生命科学和医学研究应当具有科学价值和社会价值，不得违反国家相关法律法规，遵循国际公认的伦理准则，不得损害公共利益，并符合以下基本要求。

（一）控制风险

研究的科学和社会利益不得超越对研究参与者人身安全与健康权益的考虑。研究风险受益比应当合理，使研究参与者可能受到的风险最小化。

（二）知情同意

尊重和保障研究参与者或者研究参与者监护人的知情权和参加研究的自主决定权，严格履行知情同意程序，不允许使用欺骗、利诱、胁迫等手段使研究参与者或者研究参与者监护人同意参加研究，允许研究参与者或者研究参与者监护人在任何阶段无条件退出研究。

（三）公平公正

应当公平、合理地选择研究参与者，入选与排除标准具有明确的科学依据，公平合

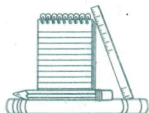

理分配研究受益、风险和负担。

（四）免费和补偿、赔偿

对研究参与者参加研究不得收取任何研究相关的费用，对于研究参与者在研究过程中因参与研究支出的合理费用应当给予适当补偿。研究参与者受到研究相关损害时，应当得到及时、免费的治疗，并依据法律法规及双方约定得到补偿或者赔偿。

（五）保护隐私权及个人信息

切实保护研究参与者的隐私权，如实将研究参与者个人信息的收集、储存、使用及保密措施情况告知研究参与者并得到许可，未经研究参与者授权不得将研究参与者个人信息向第三方透露。

（六）特殊保护

对涉及儿童、孕产妇、老年人、智力障碍者、精神障碍者等特定群体的研究参与者，应当予以特别保护；对涉及受精卵、胚胎、胎儿或者可能受辅助生殖技术影响的，应当予以特别关注。

知识链接

1947年，第二次世界大战战犯移交德国纽伦堡国际军事法庭进行审判，罪名是强迫战俘接受人体试验。同时，纽伦堡法庭还制定了人体试验的基本原则，即《纽伦堡法典》。该伦理规范重点放在是否应准许人体做试验。若允许人体做试验，则应受试者知情同意后方可实施。

1964年，芬兰赫尔辛基召开第18届世界医学会，以《纽伦堡法典》为基础，大会通过了关于人体试验的又一个伦理规范，即《赫尔辛基宣言》。该伦理规范制定了涉及人体对象医学研究的道德原则，区分了治疗性研究和非治疗性研究。

2020年，国家有关部门发布《药物临床试验质量管理规范》，该规范强调药物临床试验应当符合《赫尔辛基宣言》原则及相关伦理要求，受试者的权益和安全是考虑的首要因素，优先于对科学和社会有益。伦理审查与知情同意是保障受试者权益的重要措施。药物临床试验应当有充分的科学依据。临床试验应当权衡受试者和社会的预期风险和获益，只有当预期的获益大于风险时，方可实施或者继续临床试验。

（三）"涉及人的"护理科研伦理原则

1.医学目的原则　护理科研人员进行科学研究的目的，必须是提高护理服务水平、增进人类的身心健康。《赫尔辛基宣言》指出：以人作为受试者的生物医学研究的目的，必须是旨在用以增进诊断、治疗和预防等方面的措施，以及为了针对疾病病因学和发生机制的了解。在进行人体研究时，任何背离这一目的的人体试验都是不道德的，甚至是违法的。

2.试验科学原则　科学研究从设计、实施、操作到验证，都必须符合普遍认可的科学原理和试验要求。实施人体试验前必须先进行基础理论研究和动物实验研究，确保试验方案的安全性。任何科学研究都要有严密的设计和计划，对可能产生的偏倚要进行严格的控制以确保试验过程科学规范。

3.知情同意原则　《纽伦堡法典》明确规定："受试者的自愿同意绝对必要。"知情同意原则要求科研人员在研究开展前向受试者充分告知研究的目的、方法、预期效果、可能造成的痛苦、

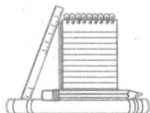

潜在危险等信息，并告知受试者有权拒绝参与试验和在试验过程中有随时退出试验的自由，受试者自主自愿地表达同意接受或拒绝接受的意愿。知情同意的受试者应该签署知情同意书。科研人员在告知过程中不允许有任何欺骗、胁迫、劝诱、恐吓或强迫手段的行为。如果受试者本人缺乏或丧失自主能力，可由其家属、监护人或代理人代替其行使该权利。

4. 维护受试者利益原则　对受试者利益的维护应高于所有的科学和社会利益。研究的开展必须在专家和具有丰富科学研究及临床经验的医护人员的共同参与和指导下进行。维护受试者利益的原则要求不仅要维护受试者的生命健康，而且要维护其人格尊严、自主决定权，分享研究带来的经济利益，以及受到损害后获得赔偿。

5. 资料保密原则　《赫尔辛基宣言》指出：受试者保护自己尊严的权利应该得到尊重。要有相关措施尊重受试者的隐私，保护受试者的个人资料。在科研过程中，对所有原始研究资料要严加保管，防止泄露和丢失。

6. 伦理审查原则　《赫尔辛基宣言》指出：在研究开始前，研究规程必须提交给研究伦理委员会，供其审查、评议、指导和同意。该委员会必须独立于研究人员、赞助者和任何不正当影响。伦理审查是保证人体试验符合伦理要求的必要组织程序，保证了受试者的尊严、权利、安全和利益。

知识链接

伦理审查委员会（institutional review board，IRB）是由医学专业人员、法律专家及非医务人员组成的独立组织，其职责为核查临床试验方案及附件是否合乎道德，并为之提供公众保证，确保受试者的安全、健康和权益受到保护。该委员会的组成和一切活动不受临床试验组织和实施者的干扰或影响。

四、科研不端行为的伦理控制

（一）科研不端的常见行为

1. 科研选题涉及的科研不端行为　选题是科研工作最关键的阶段，在一定程度上反映了科研工作的水平和研究成果的价值。在科研选题中，有的护理工作者窃取同行的申请方案，从中牟利，虚构前期研究基础，只求课题申报能够立项等属于科研不端行为。

2. 科研课题实施中的科研不端行为　真实、准确和完整的资料是研究结果科学性和真实性及具有说服力的基础。在科研课题实施过程中，有的护士按照自己的主观意愿和需要，选取试验对象，修改、取消或缩减科研实施方案，以期达到想要的结果；欺骗患者成为受试对象；暗示或诱导受试对象只提供自己希望的阳性结果；对受试对象故意隐瞒试验过程中不良反应等因素，没有知情同意；片面收集资料，只选择有利于证明自己观点的资料等行为。以上均属于科研不端行为。

3. 科研资料分析中的科研不端行为　对收集到的原始科研资料进行科学合理的整理和归纳，使数据更加系统化、条理化，便于分析和得出结论是资料分析的目的。在科研资料分析中，有的护理研究者随心所欲地取舍不满意的试验数据，擅自修改编造数据，甚至杜撰资料，伪造一些虚假的结果；有的科研人员甚至剽窃、抄袭他人数据和成果。

4. 科研论文发表中的科研不端行为　科研论文是科研工作的书面总结，也是科学的论证文章。要注意科学性，材料和数据真实、可靠，方法和结果要经得起重复验证。在论文发表时，

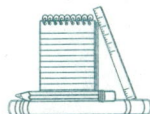

有的护理研究者将集体科研成果完全据为己有，只署自己的姓名，无视科研人员对课题贡献大小，随意排列署名顺序；公开剽窃他人科研劳动成果或研究数据撰写科研论文；署权威专家之名，借此提高文章知名度，甚至搞利益交换；对他人文献中的观点和理论引用，却不列出参考文献；一稿多投，将同一科研内容的论文在国内外不同刊物上进行发表以获取发表数量等行为。

5. 科研课题成果鉴定与应用中的科研不端行为　科研成果的推广和应用是护理科研活动的最终目的和价值体现。在科研成果鉴定时，有的护理研究者聘请关系亲近人员评议或采用一些不正当手段贿赂参评人；参评人不客观或不切实际地进行成果鉴定，或随意贬低他人研究成果，阻碍被评审人成果的进一步研究和发表，出具虚假成果推广应用报告等。

6. 科研经费使用中的科研不端行为　①转移、挤占和挪用科研经费；②骗取经费、设备和其他支持条件等科研资源。

（二）防范科研不端行为的伦理意义及方法

1. 防范科研不端行为发生的伦理意义

（1）有利于保护医学科学尊严与学术正义　对科研不端行为的放任或遗漏，意味着科学尊严的降低和学术正义的侵蚀，对国家的医学发展和科技声誉是一种损害。遏制科研不端行为，提倡弘扬科学道德，是社会道德在医学科学技术活动中的表现，也是科研活动中每位护理科技工作者的道德规范、行为准则和应具备的道德素质。

（2）有利于提高公众对医学科学的信任　科研规范是科学道德在科研活动中的具体要求和行为指南，控制科研不端行为不仅是伦理道德的必然，更是社会发展的需要。

2. 防范科研不端或不当行为的方法

（1）倡导科研诚信，提升科研道德教育　应当加强护理科技工作者的正面教育，提倡道德自觉意识，加强舆论的引导。倡导在护理科研工作中培养求实、创新、自由、独立的科学精神，恪守医学科学价值准则、科学精神及科学活动的行为规范。

（2）加强对科研人员与管理人员医学伦理知识的培训　伦理委员会和科研管理有关部门应定期为科研工作者举办讲座，对科研相关的伦理知识进行普及。在讲座中介绍伦理审查的要求和相关法律法规，让科研人员便于了解临床研究伦理审查的重要性和基本流程、伦理审查的细则，并根据实际情况建立伦理咨询和伦理知识继续教育的渠道。

（3）建立有效的惩戒机制，制定不端行为治理制度　创设合理、严谨的不端行为治理制度，可有效预防科研不端行为的发生及惩戒科研不端的研究者。加强对不端行为的法律惩治和对科研不端行为的披露，提高违规成本，鞭策和监督护理科研工作者遵守科研道德，做到实事求是，真正做到科研助力护理专业发展。

（4）重视伦理审查平台的建设　医院伦理审查委员会不仅要对医学科研与临床新技术运用的可行性、科学性进行审查，更要对其道德内涵与伦理合法性进行审核。通过这种方式加强医学研究者对伦理审查的认知，不断提升科研工作者自觉强化科研方案设计要符合伦理学基本规范的意识。只有这样得到的科研成果才能经得起伦理学的检验并积极地为人类的健康服务。

小结

护理伦理在护理管理中有提高护理管理水平、规范护理管理行为、提高护理服务质量等作用。护理管理者应具有坚定的理想信念、丰富的伦理知识、高尚的道德品格、良好的心理素质。要求护理管理者以患者为中心、以护士为本，不断提高护理质量，促进全民大健康。

护理伦理在护理科研中的作用是引领护理科研方向的导航灯、开展护理科研活动的凝合剂、

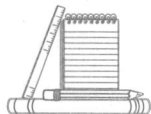

创建护理科研环境的奠基石、培养护理科研人才的支撑点、评价护理科研成果的标准尺。护理科研在确定科研选题、科研课题实施、科研资料分析、科研论文发表、科研课题成果鉴定与应用中应遵循护理科研伦理原则，规避科研不端行为的发生。护理科研中需遵循的伦理规范包括明确目的、端正动机、尊重科学、实事求是、淡泊名利、团结协作、资源共享、合理保密、勇于进取、开拓创新。"涉及人的"护理科研伦理原则应遵循医学目的、试验科学、知情同意、维护受试者利益、资料保密、伦理审查等原则。防范科研不端行为的方法包括倡导科研诚信、提升科研道德教育、加强对科研人员与管理人员医学伦理知识的培训、建立有效的惩戒机制、制定不端行为治理制度及重视伦理审查平台的建设。

实践活动

【讨论】

活动主体：护理科研工作中的科研不端行为控制。

活动目标：加深护生对护理科研工作中的伦理规范及原则的认识。

活动步骤：①向护生讲明本次活动的内容和要求，根据学生人数和教学时数将学生分组。②请各小组成员搜集科研不端行为的报道并结合书本分析发生科研不端的环节，分析影响学术不端的因素及危害，找出规避学术不端行为的方法。③每组推选一名代表汇报小组讨论结果。④同学互相评价各组的汇报结果，教师进行点评和总结。⑤请每位同学撰写科研诚信倡议书，倡议科研工作者坚守科研诚信，使科研成果助力造福人类健康。

复习思考

1. 护理管理中的伦理问题有哪些？
2. 护理管理中应遵循的伦理规范是什么？
3. 护理伦理在护理研究中的作用有哪些？
4. 护理科研中应遵循的伦理规范是什么？
5. "涉及人的"护理科研伦理原则有哪些？
6. 防范科研不端行为的方法有哪些？

扫一扫，查阅
复习思考题
答案

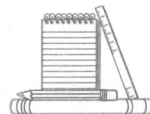

主要参考文献

［1］吴欣娟，王艳梅.护理管理学［M］.5版.北京：人民卫生出版社，2022.

［2］刘俊荣，范宇莹.护理伦理学［M］.3版.北京：人民卫生出版社，2022.

［3］胡雁.护理研究［M］.6版.北京：人民卫生出版社，2022.

［4］刘俊荣，范宇莹.护理伦理学［M］.3版.北京：人民卫生出版社，2022.

［5］钟会亮，吕慕.护理伦理与法律法规［M］.北京：人民卫生出版社，2023.

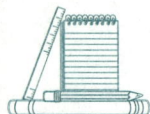

全国中医药行业职业教育"十四五"规划教材

教材目录

注：凡标☆者为"十四五"职业教育国家规划教材。

序号	书名	主编		主编所在单位	
1	医古文	刘庆林	江 琼	湖南中医药高等专科学校	江西中医药高等专科学校
2	中医药历史文化基础	金 虹		四川中医药高等专科学校	
3	医学心理学	范国正		娄底职业技术学院	
4	中医适宜技术	肖跃红		南阳医学高等专科学校	
5	中医基础理论	陈建章	王敏勇	江西中医药高等专科学校	邢台医学院
6	中医诊断学	王农银	徐宜兵	遵义医药高等专科学校	江西中医药高等专科学校
7	中药学	李春巧	林海燕	山东中医药高等专科学校	滨州医学院
8	方剂学	姬水英	张 尹	渭南职业技术学院	保山中医药高等专科学校
9	中医经典选读	许 海	姜 侠	毕节医学高等专科学校	滨州医学院
10	卫生法规	张琳琳	吕 慕	山东中医药高等专科学校	山东医学高等专科学校
11	人体解剖学	杨 岚	赵 永	成都中医药大学	毕节医学高等专科学校
12	生理学	李开明	李新爱	保山中医药高等专科学校	济南护理职业学院
13	病理学	鲜于丽	李小山	湖北中医药高等专科学校	重庆三峡医药高等专科学校
14	药理学	李全斌	卫 昊	湖北中医药高等专科学校	陕西中医药大学
15	诊断学基础	杨 峥	姜旭光	保山中医药高等专科学校	山东中医药高等专科学校
16	中医内科学	王 飞	刘 菁	成都中医药大学	山东中医药高等专科学校
17	西医内科学	张新鹃	施德泉	山东中医药高等专科学校	江西中医药高等专科学校
18	中医外科学☆	谭 工	徐迎涛	重庆三峡医药高等专科学校	山东中医药高等专科学校
19	中医妇科学	周惠芳		南京中医药大学	
20	中医儿科学	孟陆亮	李 昌	渭南职业技术学院	南阳医学高等专科学校
21	西医外科学	王龙梅	熊 炜	山东中医药高等专科学校	湖南中医药高等专科学校
22	针灸学☆	甄德江	张海峡	邢台医学院	渭南职业技术学院
23	推拿学☆	涂国卿	张建忠	江西中医药高等专科学校	重庆三峡医药高等专科学校
24	预防医学☆	杨柳清	唐亚丽	重庆三峡医药高等专科学校	广东江门中医药职业学院
25	经络与腧穴	苏绪林		重庆三峡医药高等专科学校	
26	刺法与灸法	王允娜	景 政	甘肃卫生职业学院	山东中医药高等专科学校
27	针灸治疗☆	王德敬	胡 蓉	山东中医药高等专科学校	湖南中医药高等专科学校
28	推拿手法	张光宇	吴 涛	重庆三峡医药高等专科学校	河南推拿职业学院
29	推拿治疗	唐宏亮	汤群珍	广西中医药大学	江西中医药高等专科学校

序号	书名	主编		主编所在单位	
30	小儿推拿	吕美珍	张晓哲	山东中医药高等专科学校	邢台医学院
31	中医学基础	李勇华	杨 频	重庆三峡医药高等专科学校	甘肃卫生职业学院
32	方剂与中成药☆	王晓戎	张 彪	安徽中医药高等专科学校	遵义医药高等专科学校
33	无机化学	叶国华		山东中医药高等专科学校	
34	中药化学技术	方应权	赵 斌	重庆三峡医药高等专科学校	广东江门中医药职业学院
35	药用植物学☆	汪荣斌		安徽中医药高等专科学校	
36	中药炮制技术☆	张昌文	丁海军	湖北中医药高等专科学校	甘肃卫生职业学院
37	中药鉴定技术☆	沈 力	李 明	重庆三峡医药高等专科学校	济南护理职业学院
38	中药制剂技术	吴 杰	刘玉玲	南阳医学高等专科学校	娄底职业技术学院
39	中药调剂技术	赵宝林	杨守娟	安徽中医药高等专科学校	山东中医药高等专科学校
40	药事管理与法规	查道成	黄 娇	南阳医学高等专科学校	重庆三峡医药高等专科学校
41	临床医学概要	谭 芳	向 军	娄底职业技术学院	毕节医学高等专科学校
42	康复治疗基础	王 磊		南京中医药大学	
43	康复评定技术	林成杰	岳 亮	山东中医药高等专科学校	娄底职业技术学院
44	康复心理	彭咏梅		湖南中医药高等专科学校	
45	社区康复	陈丽娟		黑龙江中医药大学佳木斯学院	
46	中医养生康复技术	廖海清	艾 瑛	成都中医药大学附属医院针灸学校	江西中医药高等专科学校
47	药物应用护理	马瑜红		南阳医学高等专科学校	
48	中医护理	米健国		广东江门中医药职业学院	
49	康复护理	李为华	王 建	重庆三峡医药高等专科学校	山东中医药高等专科学校
50	传染病护理☆	汪芝碧	杨蓓蓓	重庆三峡医药高等专科学校	山东中医药高等专科学校
51	急危重症护理☆	邓 辉		重庆三峡医药高等专科学校	
52	护理伦理学☆	孙 萍	张宝石	重庆三峡医药高等专科学校	黔南民族医学高等专科学校
53	运动保健技术	潘华山		广东潮州卫生健康职业学院	
54	中医骨病	王卫国		山东中医药大学	
55	中医骨伤康复技术	王 轩		山西卫生健康职业学院	
56	中医学基础	秦生发		广西中医学校	
57	中药学☆	杨 静		成都中医药大学附属医院针灸学校	
58	推拿学☆	张美林		成都中医药大学附属医院针灸学校	